T0074169

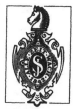

Hans-Joachim Schlettig
Ursula von der Heide

Bezugspflege

2., korrigierte Auflage

Mit 18 Abbildungen, teils in Farbe

Springer-Verlag
Berlin Heidelberg New York
London Paris Tokyo
Hong Kong Barcelona
Budapest

Hans-Joachim Schlettig
Gemeinschaftskrankenhaus Herdecke
Beckweg 4, 58313 Herdecke

Ursula von der Heide
Fritschestraße 78
10585 Berlin

ISBN-13:978-3-540-58614-2

Die deutsche Bibliothek – CIP-Einheitsaufnahme
Schlettig, Hans-Joachim: Bezugspflege / Hans-Joachim Schlettig ; Ursula von der Heide. –
2., korrigierte Aufl. – Berlin ; Heidelberg ; New York ; London ; Paris ; Tokyo ; Hong Kong ;
Barcelona ; Budapest : Springer, 1995
ISBN-13:978-3-540-58614-2   e-ISBN-13:978-3-642-79376-9
DOI: 10.1007/978-3-642-79376-9

NE: Heide, Ursula von der:

Dieses Werk ist urheberrechtlich geschützt. Die dadurch begründeten Rechte, insbesondere die der
Übersetzung, des Nachdrucks, des Vortrags, der Entnahme von Abbildungen und Tabellen, der Funk-
sendung, der Mikroverfilmung oder der Vervielfältigung auf anderen Wegen und der Speicherung in
Datenverarbeitungsanlagen, bleiben, auch bei nur auszugsweiser Verwertung, vorbehalten. Eine Ver-
vielfältigung dieses Werkes oder von Teilen dieses Werkes ist auch im Einzelfall nur in den Grenzen
der gesetzlichen Bestimmungen des Urheberrechtsgesetzes der Bundesrepublik Deutschland von 9.
September 1965 in der jeweils geltenden Fassung zulässig. Sie ist grundsätzlich vergütungspflichtig.
Zuwiderhandlungen unterliegen den Strafbestimmungen des Urheberrechtsgesetzes.

© Springer-Verlag Berlin Heidelberg 1993, 1995

Die Wiedergabe von Gebrauchsnamen, Handelsnamen, Warenbezeichnungen usw. in diesem Werk
berechtigt auch ohne besondere Kennzeichnung nicht zu der Annahme, daß solche Namen im Sinne
der Warenzeichen- und Markenschutz-Gesetzgebung als frei zu betrachten wären und daher von je-
dermann benutzt werden dürften.

Produkthaftung: Für Angaben über Dosierungsanweisungen und Applikationsformen kann vom Ver-
lag keine Gewähr übernommen werden. Derartige Angaben müssen vom jeweiligen Anwender im
Einzelfall anhand anderer Literaturstellen auf ihre Richtigkeit überprüft werden.

Umschlaggestaltung: Struve & Partner, Heidelberg
Zeichnungen: Bodentien, Neckargemünd
Satzherstellung: Storch GmbH, Wiesentheid

Herstellung: PRO EDIT GmbH, Heidelberg

SPIN: 10485032   23/3130-5 4 3 2 1 0 – Gedruckt auf säurefreiem Papier

Vorwort zur 2. Auflage

Ziel unseres Buches war und ist es, einen Erfahrungsbericht über Bezugspflege zu geben. Der Erfolg der 1. Auflage hat gezeigt, daß das Thema bei den Pflegenden von großem Interesse ist und sich in Diskussion befindet. Immer mehr Pflegende sind daran interessiert, das Konzept der Bezugspflege in der Praxis zu realisieren, oder tun dies bereits.

Sie können aufgrund der geschilderten Erfahrungen Anregungen bekommen und Ideen entwickeln für die Planung und Umsetzung von eigenen Projekten zur Umstellung auf Bezugspflege.

Dieses Buch wird jedoch alle die Leserinnen und Leser enttäuschen, die ein Lehrbuch erwarten. Auch konkrete Verbesserungsvorschläge im Sinne einer Gebrauchsanweisung können und wollen wir nicht anbieten.

Vielmehr ist es Anliegen unserer Darstellung, die Zusammenhänge zwischen organisatorischen Rahmenbedingungen sowie der Haltung und Arbeitsweise Pflegender zu verdeutlichen – mit dem Ziel, Verständnis für die Voraussetzungen einer professionellen, fundierten Pflege zu wecken.

Dies kann nur exemplarisch auf dem eigenen Erfahrungshintergrund geschehen und muß subjektiv bleiben.

Weil sich unser beider Erfahrungen mit Bezugspflege auf die Institution Krankenhaus beziehen, beschlossen wir, auch keine Übertragung auf andere Bereiche vorzunehmen. Aus Schilderungen von Kolleginnen wissen wir allerdings, daß Bezugspflege in der Alten-, Gemeinde- und Psychiatriepflege praktiziert wird und sich bewährt.

Während der Arbeit an dem Buch stellte sich uns immer wieder die Frage: Inwiefern ist es berechtigt, unsere Beschreibungen auf die Bezugspflege zu beziehen? Nähern wir uns damit nicht

den Wurzeln der Pflegeberufe und somit den Grundlagen pflegerischen Handelns schlechthin? Ist Bezugspflege wirklich so neu,
oder ist sie vielmehr eine Rückbesinnung auf das Wesentliche
der Pflege?

Eines wurde uns dabei jedoch auch deutlich, daß es nämlich
Rahmenbedingungen gibt, in denen sich diese Anliegen verwirklichen lassen, und solche, in denen es fast unmöglich ist. Deshalb
haben wir verschiedene Pflegeorganisationsformen dargestellt, um
im Vergleich zu ihnen die Schwerpunkte der Bezugspflege deutlicher werden zu lassen.

Die Schwierigkeit, die mit der Ein- und Durchführung von Bezugspflege verbunden ist, besteht aus unserer Sicht darin, daß Bezugspflege eben nicht nur eine Organisationsform ist, sondern vielmehr eine Haltung und Bereitschaft voraussetzt.

Doch selbst wenn diese vorhanden sind, und wenn die Bezugspflege erfolgreich eingeführt werden konnte, bleibt es nicht selbstverständlich, sie auf längere Sicht zu praktizieren. Die Erfahrungen
auf den beschriebenen Projektstationen machen vielmehr deutlich,
daß Bezugspflege kein erreichter, stabiler Endzustand ist, sondern
daß sie täglich von neuem, bewußt umgesetzt werden will.

Die Schlüsselkonzepte „Beziehung" und „Verantwortung" erweisen sich dabei als Zugang zum Verständnis. Deshalb ist
ihnen im ersten Teil des Buches ein gebührender Platz eingeräumt.
In diesem Zusammenhang werden auch grundsätzliche Fragen
zur Beziehungsfähigkeit und Verantwortungsübernahme themati-
siert.

Das mag manchen Leserinnen und Lesern sehr weit hergeholt erscheinen, liegt aber im Ductus des Buches begründet, den wir so
konzipiert haben, daß der Gedankengang vom Allgemeinen ins
Spezielle führt, um sich bei den Perspektiven wieder zu weiten.

Während der gesamten Arbeit kamen wir mit vielen Menschen
ins Gespräch, zum Teil unter ganz konkreten Fragestellungen, was
ihre Arbeit mit Bezugspflege betraf. Dieser Dialog bezog Pflegende, aber auch andere im Krankenhaus Arbeitende mit ein. Ihnen allen möchten wir an dieser Stelle für ihre Unterstützung danken. Unser besonderer Dank gilt Frau Professor Ruth Schröck und Frau
Dörthe Krause-Kümmell, denen wir einige wesentliche und überaus
wichtige Hinweise verdanken.

Der berufliche Austausch und unsere Gespräche während des Schreibens finden Ausdruck im Gesprächsstil dieses Buches. Wir würden uns freuen, dieses Gespräch mit unseren Leserinnen und Lesern fortzuführen.

Ursula von der Heide   Hans-Joachim Schlettig

Berlin/Herdecke, im Januar 1995

Inhaltsverzeichnis

Was ist Bezugspflege?

Aus der pflegerischen Praxis

Episode I:

> Im Zimmer 49 läutet es, dort liegt eine frischoperierte Patientin. Schwester Vera geht in das Zimmer. Unterwegs überlegt sie, was wohl los sei, daß es heute so oft läute. Sie schaltet die Klingel aus und fragt dabei: „Was ist denn?" Die Patientin liegt mit schmerzvoller Miene im Bett und antwortet: „Schwester, ich habe so schreckliche Schmerzen, können Sie mir nicht helfen?" – „Da muß ich erst nachsehen, welches Schmerzmittel Sie bekommen können", ist die Antwort, und die Schwester geht, um wenig später zurückzukehren: „Sie hatten ja erst vor knapp einer halben Stunde eine Schmerzspritze – da können Sie nicht schon wieder eine haben!" – „Aber es tut doch so weh, ich kann überhaupt nicht zur Ruhe kommen, obwohl ich ganz erschöpft bin." „Da muß ich den Arzt fragen, das kann ich nicht entscheiden. Das kann allerdings eine Weile dauern, weil er noch operiert." – „O ja, Schwester, bitte fragen Sie schnell, ich halte es kaum noch aus." – Schwester Vera verläßt das Zimmer.

Kennzeichnung der Episode I

Diese und ähnliche Situationen sind den Pflegenden hinreichend bekannt. Die Pflegenden kennen die Patienten und deren Behandlung nur partiell und können somit auch nur partiell reagieren. Vielen Pflegenden ist solch eine Arbeitsweise gar nicht bewußt. Sie finden es in Ordnung, daß der Patient bis zum

Zeitpunkt der nächsten Spritze zu warten hat. Da einem der
Patient nicht sehr vertraut ist, kommt man gar nicht auf die
Idee, ihm anders Abhilfe zu schaffen. Unterbewußt haben
manche Pflegende zwar das Gefühl, daß in solchen Situationen
ein Mangel herrscht, sie können diesen aber schlecht definieren.
Dabei soll hier nicht gesagt sein, daß das Interesse am Beruf
oder am Patienten fehlt. Aber die Pflegenden sind eben nur bis
zu einem gewissen Punkt verantwortlich – in diesem Beispiel
für die exakte Ausführung der ärztlichen Verordnung.

Episode II:

> Im Zimmer 49 läutet es. Schwester Christine geht auf die Klingel. „Ob
> Frau Müller immer noch Schmerzen hat?" überlegt sie unterwegs. Sie
> kommt ins Zimmer, die Patientin liegt angespannt mit schmerzvoll zu-
> sammengezogenen Stirnfalten im Bett. Beim Abstellen der Klingel
> fragt sie die Patientin: „Ist es noch nicht besser geworden, Frau Mül-
> ler?" – „Nein, Schwester Christine, es tut noch immer ganz schreck-
> lich weh!" – dabei ergreift sie die Hand der Schwester und sieht sie
> bittend an. „Wo sind die Schmerzen denn zu lokalisieren? Im rechten
> Oberbauch, wo operiert wurde?" – „Das ist schwer zu sagen, irgend-
> wie tut der ganze Bauch noch weh, der Rücken und das Gesäß aber
> auch." – „Es ist möglich, daß die Spritze noch nicht voll wirkt. Das
> dauert oft länger, bis das Mittel vom Gewebe ins Blut gelangt. Gegen
> die Schmerzen vom Liegen reibe ich Sie gleich ein und richte das Bett.
> – Drehen Sie sich mal vorsichtig zu mir auf die linke Seite."
> Mit sicheren Handbewegungen macht Schwester Christine die Einrei-
> bung, zieht die Falten des Bettuches glatt und schüttelt die Kissen auf.
> Ein Kissen schiebt sie zur Rolle geformt unter die Knie zur Entspan-
> nung der Bauchdecke und bittet die Patientin, auf Urindrang zu ach-
> ten, da auch die volle Blase Schmerzen verursachen könne. „Vielen
> Dank, Schwester Christine, das tat sehr gut, jetzt kann ich vielleicht
> etwas schlafen." – „Gern geschehen, ich schaue später noch mal
> 'rein, und sonst melden Sie sich einfach."

Kennzeichnung der Episode II

Schwester Christine kennt die Patientin seit der Aufnahme in
die Klinik, bei der sie auch das Aufnahmegespräch geführt hat.

Sie selbst hat sie vom Operationssaal abgeholt und ihr später das verordnete Schmerzmittel gespritzt. So ist sie direkt am Geschehen orientiert und kann deshalb vorausdenken. Außerdem kennt sie den Ablauf für die Patientin und hat den nötigen Überblick. Zunächst macht sie sich die Beobachtung der aktuellen Situation zunutze und kann mit ihrer Frage „Ist es noch nicht besser?" der Patientin signalisieren, daß sie weiß, worum es geht. Die Patientin spürt die Anteilnahme und nimmt nonverbal Beziehung auf, indem sie Körperkontakt mit der Schwester sucht. Das Ergreifen der Hand kann als Ausdruck des Vertrauens und der Vertrautheit gewertet werden.

Die Beziehung der beiden zueinander kommt auch darin zum Ausdruck, daß sie einen persönlichen Umgang pflegen, indem sie sich mit Namen ansprechen. Es ist bezeichnend, wie sich die beiden Beteiligten durch die Namensnennung als Persönlichkeiten wahrgenommen fühlen.

Das Interesse, das Schwester Christine der Patientin entgegenbringt, äußert sich in der dann folgenden Frage nach der Lokalisation des Schmerzes als konkrete Bestandsaufnahme. Die Pflegende ist in der Lage, auf die Beschreibung der Schmerzen einzugehen, sowohl was Erklärungen zur Wirkdauer des Schmerzmittels (also pharmakologisch-medizinisches Fachwissen) als auch was pflegerische Interventionen betrifft. Ihre berufsspezifischen Möglichkeiten handhabt sie sicher und gezielt.

Es wird deutlich, daß Schwester Christine sich für die Patientin verantwortlich fühlt und imstande ist, eine direkte Antwort zu geben. Die Patientin kann sich sicher und kompetent betreut fühlen und wird unterstützt, sich jederzeit zu melden, wenn sie Hilfe benötigt. Mit dem Angebot, später auf jeden Fall noch einmal nach der Patientin zu sehen, signalisiert die Pflegende ihr Interesse für die Patientin und die Wirksamkeit der Maßnahmen.

Diese Zuständigkeit und Verantwortlichkeit sind selbstredend in jedem Pflegesystem und in jeder Pflegesituation möglich, wenn die einzelne Pflegende[1] sie will und bewußt anstrebt. *Im*

---

[1] Wenn von weiblichen Pflegenden gesprochen wird, sind selbstverständlich auch die männlichen Pflegenden einbezogen. Wir haben die weibliche Form deshalb gewählt, weil Frauen nach wie vor das Berufsbild prägen.

Konzept der Bezugspflege sind sie jedoch zentral und unverzichtbar. Dazu bedarf es der kontinuierlichen Pflege und Betreuung eines Patienten über den gesamten Aufenthalt. Denn Verbindlichkeit, Vertrauen und Verantwortlichkeit können in einer Beziehung v.a. im zeitlichen Verlauf entstehen.

Pflegeverständnis

Fragt man sich nun, was die Handlungsweisen von Schwester Vera und Schwester Christine unterscheiden, so kommt man unmittelbar auf die unterschiedliche Einstellung der beiden. Schon die Haltung von Schwester Christine zeigt, daß sie die Gesamtsituation der Patientin vor Augen hat und nicht allein die verordnete Spritze. Das ist nicht anders zu erklären als über das unterschiedliche Pflegeverständnis, welches das jeweilige Handeln beeinflußt.

Deshalb möchten wir zu Beginn dieses Buches einige Aussagen zu unserem Pflegeverständnis treffen:

Eine wichtige Aufgabe der Pflegenden ist es, nach unserer Auffassung, Voraussetzungen zu schaffen, die dem kranken Menschen helfen, sich mit seiner Erkrankung auseinanderzusetzen.

Die direkte Umgebung kann dabei einen stützenden Rahmen darstellen. Indem die Pflegenden die Umgebung des Patienten so gestalten, daß er sie als wohltuend, anregend oder ordnend erlebt, leisten sie einen selbständigen therapeutischen Beitrag. Zur Umgebungspflege im weitesten Sinne gehört auch die Atmosphäre auf der Station, die vom Patienten wahrgenommen wird und die von ihm als förderlich oder tragend erlebt werden kann.

Des weiteren können die Pflegenden die oben genannten Prozesse dadurch unterstützen, daß sie den Alltag für den Patienten so gestalten, daß auch ein zeitlicher Rahmen geschaffen wird. Eine rhythmische Abfolge von Handlungen und Ruhephasen sowie regelmäßig wiederkehrende Abfolgen derselben ermöglichen darüber hinaus Orientierung und eine Vertrauensbasis. Vertrauen wiederum gehört zu den Voraussetzungen, um eine Beziehung aufbauen zu können.

Wir sehen Pflege maßgeblich von der pflegerischen *Beziehung* zum Patienten geprägt. Diese wird vor allem von der Beziehungsfähigkeit und dem Willen zur Beziehungsaufnahme seitens der Pflegenden und der Patienten beeinflußt, aber auch von den institutionellen Rahmenbedingungen. Insofern ist die Beziehung von den Personen abhängig und kann nicht verordnet werden; sie wird aber maßgeblich von der Persönlichkeit der Pflegenden mitgestaltet. In einer echten Beziehung führt Respekt vor der Persönlichkeit des anderen Menschen dazu, seine individuelle Freiheit zu achten und seine Selbständigkeit zu fördern (s. Abschn. „Beziehung", S. 12, und die Erläuterung unseres Menschenbildes, S. 92).

Je nach Krankheit und den daraus resultierenden Bedürfnissen des Patienten sehen wir die *Rolle der Pflegenden* in einer begleitenden, vermittelnden, beratenden und unterstützenden oder versorgenden Funktion (s. Abschn. „Beziehung", S. 11, und Abschn. „Professionelle Pflege", S. 6).

Dem *Vermitteln* kommt in der Praxis insofern ein großer Stellenwert zu, weil über die Pflegende nahezu alle Kontakte mit dem Patienten laufen. Da sie den Patienten am besten kennt, ist sie prädestiniert, seine Anliegen und Interessen, die er verbal oder nonverbal äußert, zu vertreten. Sie vermittelt also zwischen Patienten und anderen Menschen, manchmal den Angehörigen, den Zimmernachbarn, den Ärzten oder anderen im Krankenhaus arbeitenden Spezialisten.

Ganzheitlichkeit im ursprünglichen Sinn meint den Zusammenhang von Mensch und der ihn umgebenden Welt (siehe Abschn. „Universelle Verantwortung", S. 57).

Von ganzheitlicher Betrachtungsweise des einzelnen Menschens sprechen wir dann, wenn er als Einheit von Leib, Seele und Geist betrachtet wird. Ganzheitlichkeit heißt für uns aber auch, wenn wir die Situation des Patienten im Krankenhaus nicht isoliert betrachten, sondern sie innerhalb seines sozialen Lebenszusammenhanges und dem Verlauf seiner Biographie betrachten. Auch kulturelle und nationale Unterschiedlichkeit müssen in diesem Sinne beachtet werden.

> Unter ganzheitlichem Arbeiten verstehen wir zum einen, Handlungen als Ganzes ausführen zu können, ohne daß sie in Teilfunktionen zerlegt und aus dem Zusammenhang gerissen sind, und zum anderen, daß die Belange der Pflegenden wie auch der anderen Mitarbeiter(innen) mitberücksichtigt werden.

Neben der unterschiedlichen Haltung der beiden Pflegenden in Episode I und II kommt auch deren unterschiedliches berufliches Selbstverständnis zum Ausdruck. Der Schilderung von Merkmalen professioneller Pflege, die es aus unserer Sicht zu berücksichtigen gilt, dient der nächste Abschnitt.

Merkmale professioneller Pflege

Pflege als *Für*sorge für die Nächsten ist zunächst eine allgemein menschliche Haltung. Jede Mutter kann selbstverständlich ihr Kind pflegen, jeder Freund seine Freundin, ohne dafür eine Krankenpflegeausbildung absolviert haben zu müssen. Bei der Praktikantin, die nicht über mehr Erfahrung als die oben beschriebene Mutter verfügt und die im Krankenhaus einen verwirrten Patienten mobilisiert, indem sie ihm beim Aufstehen hilft, sehen wir bereits einen Unterschied. Um deutlich zu machen, worin wir den Unterschied zwischen professionelller und allgemeiner Pflegeausübung sehen, beschreiben wir einige wesentliche *Merkmale der Pflege, die von Berufs wegen ausgeführt wird:*

- Zunächst ist es naheliegend, sie in dem in der Ausbildung angeeigneten *Wissen* zu suchen. Darunter verstehen wir primär Pflege und Medizin, aber auch psychologisches soziologisches Fachwissen, das die Voraussetzung darstellt, um etwa entsprechende Fragen und Aussagen zur Schmerzsituation zu treffen, wie in Episode II dargestellt.
- Eng mit dem Wissen verbunden sind *praktische Fertigkeiten,* z.B. in Mobilisations- und Lagerungstechniken, spezielle manuelle Tätigkeiten wie die Qualität der Berührung oder Verbandswechsel.

• Ergänzt wird das theoretische und praktische Wissen durch die Erfahrung, die es der Pflegenden dann ermöglicht, häufige Schmerzursachen, die nicht offensichtlich sind (wie eine volle Blase), zu erkennen oder zu wissen, welche Umlagerung entspannend wirkt. Erfahrung entsteht durch wiederholtes Üben und läßt erlernte Fertigkeiten zu *Fähigkeiten* werden. Darüber hinaus führt ständige persönliche Erfahrung im Umgang mit kranken Menschen und komplexen Situationen zur Reifung der Persönlichkeit.

• Ein weiteres Zeichen von Professionalität ist darin zu sehen, inwieweit die Pflegende mit ihrer *Persönlichkeit* in Erscheinung tritt. Unmittelbar damit verbunden ist, daß eine professionell arbeitende Pflegende in der Lage sein muß, Beziehungen zu Patienten aufzunehmen – unabhängig von spontan empfundener Sympathie oder Antipathie, und daß der richtige Umgang mit Nähe und Distanz im professionellen Sinne eine andere Praxis erfordert, als dies im Alltäglichen geschieht (siehe Abschn. „Beziehung Pflegende – Patient" S. 25).

• Das wichtigste Merkmal professioneller Pflege ist in unseren Augen das *individuelle Gewichten* der Pflegehandlungen sowohl nach Quantität als auch nach Qualität. Um das deutlicher zu machen, möchten wir zunächst die Kriterien ausschließen, über die wir professionelle Pflege *nicht* definieren möchten:
Es ist unseres Erachtens nicht sinnvoll, Professionalität über die auszuführenden *Tätigkeiten* zu definieren. Zwar wird immer wieder versucht, einen „Katalog" der pflegeeigenen Aufgaben zu erstellen, und man kann in der Praxis beobachten, daß einzelne Tätigkeiten eine unterschiedliche Bewertung erfahren: so scheinen spezielle Pflege (z.B. Verbandswechsel) und Büroarbeit (Visitenausarbeitung) höherwertiger beurteilt zu werden als die Körperpflege, so daß letztere häufig an Hilfskräfte delegiert wird, die beiden erstgenannten dagegen so gut wie nie. Die Hierarchie der Tätigkeiten stellt sich der professionell Pflegenden nicht so dar. Gerade unter dem Gesichtspunkt der Qualität wird sie dazu geneigt sein, sich von den jeweiligen Patientenbedürfnissen leiten zu lassen und danach eine Gewichtung vorzunehmen.

Zur Definition professioneller Pflege trägt auch nicht die Menge und der Anteil der von den Ärzten übernommenen Tätigkeiten bei. Es kann sinnvoll sein, daß ein Teil ehemals nur Ärzten vorbehaltener Tätigkeiten, wie das Messen des zentralen Venendrucks, von entsprechend ausgebildeten Pflegenden übernommen wird. Zumeist kann der Patient dadurch entlastet werden, wenn Pflegende im Sinne ganzheitlichen Arbeitens solche Maßnahmen in die Abläufe des Umlagerns integrieren. Diese Tätigkeiten sind aber nicht entscheidend dafür, ob es sich um professionelle Pflege handelt oder nicht.

Allerdings ist es genausowenig nur die *Ausgrenzung bestimmter Tätigkeiten,* die der Pflege zu mehr Professionalität verhelfen kann. Es ist berechtigt und sinnvoll, bestimmte Arbeiten, die nicht des oben beschriebenen Wissens, der Fertigkeiten und Fähigkeiten bedürfen, an Helfer zu delegieren. Auch wenn diese nicht zur Verfügung stehen, bleibt es Aufgabe der Pflegenden, dafür zu sorgen, daß der Mensch, der der professionellen Pflege bedarf, diese auch erhält. Je nach Situation und den zur Verfügung stehenden Helfern und in Abhängigkeit von deren Wissen, Fertigkeiten und Fähigkeiten, wird sie die notwendigen Pflegemaßnahmen entweder selbst oder gezielt durch ihre Helfer ausführen (lassen).

So gesehen, hilft die „exakte" Unterscheidung nach Büro-, Haus-, ärztlicher und krankengymnastischer Arbeit zu dem Zweck, diese kategorisch als „pflegefremd" auszugrenzen, nicht weiter.

> Wir möchten festhalten, daß unseres Erachtens Professionalität in der Pflege nicht über Tätigkeiten, sondern nur über patientenorientiertes Arbeiten erreicht werden kann.

Es gilt, unter Zuhilfenahme alles erworbenen Wissens und der Fertigkeiten und Fähigkeiten zu fragen, was der einzelne Patient wirklich braucht, unter Berücksichtigung seiner Ressourcen.

● Professionelle Pflege greift unseres Erachtens immer nur da ein, wo der Patient selbst etwas momentan nicht kann und zu verstehen gibt, daß er der professionellen Pflege bedarf. Darin entspricht unsere Pflegeauffassung der bekannten Definition Hendersons.

Was der Patient offensichtlich selbst nicht kann, etwa bei einer Lähmung zu Fuß zum Röntgen zu gehen, ersetzt die Pflegende, indem sie ihn im Rollstuhl zur Untersuchung fährt. Dauert dieser Zustand länger an, wird sie jedoch dafür sorgen, daß der Patient selbst fahren oder mit Gehhilfen laufen lernt, um ihm größtmögliche Selbständigkeit zu ermöglichen. Während jede Ehefrau dazu neigen wird, ihrem kranken Ehemann das Waschen abzunehmen, unterscheidet sich die professionell Pflegende wiederum darin, daß sie ihn anhält, auch das zu tun, was ihm möglich ist. Darüber hinaus wird die professionell Pflegende die Ehefrau in der Pflege ihres Ehemannes anleiten und sie darin schulen, seine Aktivierung zu fördern. Die Pflegende selbst wirkt ebenfalls aktivierend und hält ihn zur Selbstständigkeit an, auch wenn es dem Patienten angenehmer wäre, sich versorgen zu lassen. Noch offensichtlicher wird dies in dem Moment, wo die Pflegende, weil es sich als notwendig erweist, mit dem Patienten übt, liebgewordene Gewohnheiten in der Lebensführung, wie etwa bei frisch diagnostiziertem Diabetes, zu verändern. Hier kann die Pflegende eine beratende Rolle einnehmen und dem Patienten und seinen Angehörigen helfen, indem sie ihr Wissen und ihre Erfahrungen zur Verfügung stellt.

Ein wichtiges Merkmal eines jeden Berufs ist es, innerhalb seines Kompetenzbereichs verantwortlich zu arbeiten. Erst indem die *Verantwortung* für die eigenen Entscheidungen und die daraus resultierenden Handlungen übernommen wird, kann ein Beruf autonom sein. Obwohl die Pflege einen schwer abgrenzbaren Aufgabenbereich hat und es schwierig ist, eigenständige Bereiche zu erkennen und festzulegen, besteht die Möglichkeit, in Eigeninitiative diese Festlegungen zu treffen und dann eigenverantwortlich zu arbeiten. Grundsätzliche Lösungen dazu werden sich im Rahmen der berufspolitischen Neuerungen in den nächsten Jahren ergeben. Aus Episode II kann deutlich werden, in welcher Richtung wir eigenständige Pflegearbeit verstanden wissen wollen.

Bezugspflege

„Jeder Patient hat eine für ihn zuständige Pflegende". – Das ist der zentrale Ausgangspunkt der Bezugspflege. Die kontinuierliche Zuständigkeit besteht von der Aufnahme des Patienten bis zu seiner Entlassung oder Verlegung von der Station. Die Bezugspflegende muß dem Patienten und allen anderen Mitarbeitern namentlich bekannt sein. Mit der Übernahme eines Bezugspatienten ist die volle Verantwortung für den gesamten Pflegeverlauf mit der Pflegeplanung, Durchführung der Pflegemaßnahmen und -dokumentation verbunden.

Zum einen wird damit für den Patienten die Anonymität der Pflegenden überwunden und individuelle Pflege ermöglicht. Zum anderen lernt die Pflegende ihren Patienten mit seinen Problemen und Ressourcen, mit seiner Diagnose und Prognose, mit seinem Anliegen und seinen Gewohnheiten so gut kennen, daß sie abschätzen kann, wie belastbar der Patient ist und wie seine zumutbaren Eigenaktivitätsmöglichkeiten sind. So kann die Pflege individuell geplant und Regelmäßigkeit und rhythmische Abläufe von Pflegetätigkeiten in den Vordergrund gestellt werden.

Da sie über ihren Patienten umfassend informiert ist, ist die Pflegende Partnerin des Arztes und trägt mit gezielten Beobachtungen zu Diagnostik und Therapie bei. Sie ist Mitglied im therapeutisch-interprofessionellen Team. Da sie einerseits alle anstehenden Aktivitäten des Patienten in bezug auf Diagnostik und Therapie kennt und andererseits seine zumutbaren Eigenaktivitätsmöglichkeiten, gewichtet und steuert sie die Durchführung von Pflege, Diagnostik und Therapie.

Um Bezugspflege zu konkretisieren, bedarf es der Beschreibung zweier wesentlicher Grundelemente: *Beziehung* und *Verantwortung.* Dies ist die Voraussetzung, bevor zur Beschreibung der Organisationsformen und der organisatorischen Rahmenbedingungen von Bezugspflege übergegangen werden kann.

Beziehung

Der Mensch ist in viele Beziehungen eingebunden. So steht er in unmittelbarer Beziehung zur Natur und zu seiner Umwelt. Ebenso ist er in ein soziales Beziehungsnetz eingebunden, bestehend aus Familie, Freunden, Arbeits- und Interessengemeinschaften. Er steht jedoch auch in Beziehung zu sich selbst, zu seinen eigenen Kräften und Fähigkeiten und zu übergeordneten Gesetzen. In diesem Sinne kann er auch mit einem Kunstwerk oder einer Idee in Beziehung treten.

Beziehung liegt dann vor, wenn eine Verbindung zweier Menschen zustande kommt, die aktiv in ein Verhältnis zueinander treten; sie ist zu unterscheiden von einer passiven Beziehung, wenn sich zwei Menschen in der U-Bahn anrempeln.

Um die Art und Ausprägung der Beziehung zu charakterisieren, bedarf sie einer näheren Beschreibung. So unterscheidet sich eine freundschafliche Beziehung von einer intimen Beziehung. Für die weiteren Ausführungen sind folgende Unterscheidungen wichtig:

- mitmenschliche, zwischenmenschliche Beziehungen,
- persönliche, partnerschaftliche Beziehungen,
- professionelle, helfende, therapeutische Beziehungen.

Zwischenmenschliche Beziehung

Fromm schildert als grundlegende Voraussetzung zwischen-
menschlicher Beziehungen die Fähigkeit des Respekts, der Fürsorge und der Verantwortlichkeit. Den Zusammenhang dieser
Eigenschaften bezeichnet er als Nächstenliebe. Sie wird seiner
Ansicht nach allen menschlichen Wesen gegenüber empfunden
und beinhaltet den Wunsch, das Leben des anderen zu fördern.
Weiterhin beschreibt er diese Nächstenliebe als gleichwertig
ohne Dominieren eines Partners zumindest dann, wenn es
gelingt, in der Beziehung bis zu dem Wesenskern des anderen
vorzudringen. Dieser Wesenskern beinhaltet die Einzigartigkeit
und Einmaligkeit der menschlichen Individualität, das Ich.
Bleibt der Kontakt zum anderen Menschen jedoch an der Oberfläche haften, werden die Unterschiede von Bildungsgrad, Wissen, Nationalität überwiegen. Auf dieser Ebene finden üblicherweise Begegnung und Beziehung im alltäglichen Leben statt.
Schauen wir aber nur auf die Oberfläche und nicht auf die
Persönlichkeit selbst, so sehen wir nur das Trennende, das Stö-
rende, das noch nicht Erreichte. Oftmals treten dann zwischenmenschliche Konflikte auf. Ob solche oberflächliche, alltägliche
Beziehungen weiter wachsen können, hängt auch davon ab, was
wir selbst von unserer Persönlichkeit ausstrahlen und was uns
von dem anderen Menschen entgegenkommt. Je nach Ausstrahlung und Auftreten eines Menschen sprechen wir von einer
starken, reifen, beeindruckenden oder bezaubernden Persönlichkeit. Diese Eindrücke sind scheinbar zunächst vom Äußeren,
etwa dem Aussehen und der Kleidung abhängig, weisen aber
auf innere Kräfte hin. Die Erscheinung der Gesamtpersönlich-
keit ist somit auch ein Resultat der Entwicklung und Arbeit an
den eigenen Kräften und Möglichkeiten.

Die von Fromm geschilderte Gleichwertigkeit ohne das Dominieren eines Partners hat zur Voraussetzung, sich als Persönlichkeit entwickeln zu wollen, um eigenständig und selbstverant-
wortlich im Leben stehen zu können. Diese Bereitschaft ist auch
Voraussetzung für die wesenhafte Begegnung zweier Individua-
litäten.

Die Achtung vor dem anderen Menschen, das Respektieren der Freiheit des anderen auf seinem Entwicklungsweg als Anerkennung seiner Person bis hin zum Erkennen seines ureigenen Wesens ermöglichen es, daß im Beziehungsprozeß die Autonomie der beiden beteiligten Menschen weiter bestehenbleiben kann.

> Die Fürsorge für einen uns anvertrauten Menschen, sich um ihn kümmern, ihn betreuen, begleiten und fördern verstehen wir als nähere Beschreibung der Pflegetätigkeit. Auch im täglichen Leben sind wir gewohnt, unsere Kontakte und Beziehungen zu pflegen. Ohne Pflege würden sie verkümmern, ohne diese aktive Zuwendung und Aufmerksamkeit hätten sie keinen Bestand.

Dasselbe gilt für uns umgebende Lebewesen und Pflanzen. Sogar Gebrauchsgegenstände und Materialien fordern von uns einen pfleglichen, das heißt sorgsamen und verantwortungsvollen Umgang, um nicht frühzeitig zu verschleißen oder bei unsachgemäßer Verwendung unbrauchbar zu werden.

Pflegerische (professionelle) und therapeutische Beziehung

Innerhalb der Pflege geht es um eine Beziehung, die die Pflegende von Berufs wegen aufnimmt. Dafür hat sie fachliches Wissen und Kompetenz erworben und sich Fähigkeiten erarbeitet, um einen bewußten Beziehungsprozeß eingehen zu können. Als weitere Grundlage dient sowohl die effektive, fachgerechte Versorgung und Pflege des Patienten als auch darüber hinaus die persönliche zwischenmenschliche Begegnung mit ihm und das Begleiten im Beziehungsprozeß. Die Summe dieser Bemühungen kann zu einer therapeutischen Haltung im Beziehungsprozeß führen, in den der Patient als sich entwickelnde Persönlichkeit einbezogen wird und in dessen Verlauf etwas Positives entstehen und wachsen kann. Diese Form von Beziehung kann, muß aber nicht therapeutische Wirkungen entfalten. Da uns noch nicht deutlich ist, an welchem Punkt eine Beziehung in eine therapeutische Beziehung übergeht, wird in diesem Zusammenhang von *pflegerischer* Beziehung gesprochen. Das impliziert einen bewußten, professionellen Umgang mit dem Patienten.

Eigene Person, Voraussetzung und Entwicklung

> Sorge für den anderen tragen, setzt Sorge für sich selbst tragen voraus. Wir verstehen hier unter Sorge nicht die Art Sorge, daß es einem gut gehe, man nicht zuviel übernehme, sich nicht überfordere und dabei womöglich Schaden erleiden würde, sondern Sorge tragen für das eigene Wesen, die eigene Entwicklung. So etwa das Pflegen von eigenen Interessen und Fähigkeiten, das Wahrnehmen der eigenen Bedürfnisse, aber auch zu bemerken, was schwer fällt, was ärgert, wo die eigenen Grenzen sind. Es bedarf also zunächst einer Schulung in der Selbstwahrnehmung.

Soll der Beziehungsprozeß als zentrales Geschehen in der Pflege betrachtet werden, muß zunächst die eigene Persönlichkeit mit der Frage: „Kenne ich mich denn überhaupt? Wie gehe ich auf andere zu?" betrachtet werden.

Der Mensch als Beziehungswesen lernt sich selbst erst in der Beziehung zum anderen Menschen wirklich kennen und kann sich nur so selbst verwirklichen. Eine interessante Beobachtung, die jeder machen kann, ist, daß man sich in der Gegenwart des einen Menschen wohl fühlen kann, einfallsreich und redegewandt ist, während man auf einen anderen Menschen in derselben Situation aus unerklärlichen Gründen ablehnend reagiert oder sich zurückzieht.

An solchen Reaktionen, wenn sie bewußt wahrgenommen und hinterfragt werden, *kann* ein Teil der eigenen Persönlichkeitsstruktur mit ihren Sympathien und Antipathien erkannt werden. Das heißt aber auch, daß das Erkennen alleine nicht ausreicht, sondern daß man sich einerseits zu seinen Stärken bekennt und andererseits an seinen Schwächen und Grenzen arbeitet. Erst wenn diese Arbeit geleistet wird, kann man anderen Menschen tolerant und freilassend gegenübertreten.

Indem sich die Pflegenden bewußt werden, wie wichtig die eigene Persönlichkeit für den Patienten im Beziehungs- und Genesungsprozeß ist, kann die Entwicklung der eigenen Persönlichkeit als Herausforderung betrachtet und als Voraussetzung für eine zufriedenstellende Berufsausübung angesehen werden.

Sehr eindrücklich ist diesbezüglich das Interaktionsmodell der Pflegetheoretikerin Peplau. Bei diesem Modell stehen die zwischenmenschlichen Beziehungen von Pflegenden und Patienten absolut im Zentrum und werden auf verschiedene Phasen des Beziehungsprozesses und Rollen der beteiligten Persönlichkeiten hin ausgeleuchtet. Peplau entwickelt daraus folgende Hauptaussagen:

- „Die Art von Persönlichkeit, zu der sich eine Krankenschwester entwickelt, ist entscheidend dafür, was der Patient während der Erfahrung seiner Krankheit lernen kann."
- „Die Förderung der Persönlichkeitsentwicklung zur Reife ist eine Aufgabe der Pflege und Pflegeausbildung ..."

Kernaussage dieser Pflegetheorie ist es, sowohl der Pflegenden als auch dem Patienten eine „konstruktive Entwicklung der Persönlichkeit" zu ermöglichen.

Die Haltung und Einstellung der Pflegenden trägt demnach mehr zur therapeutischen Atmosphäre bei als Pflegeorganisation und -systeme. Im Selbstverständnis der Pflegenden, ihrer Einstellung zur Welt, ihren Idealen, Zielen und Interessen, aber auch in ihrer Erfahrung – verbunden mit Reife und Wissen – kann die Voraussetzung zur Beziehungsaufnahme von Mensch zu Mensch entstehen.

An einer *Bezugsperson* orientiert ein Mensch infolge persönlicher Beziehung seine Einstellung, sein Denken und Verhalten. So das Kind an den Eltern, der Schüler am Lehrer und der Erwachsene an herausragenden Persönlichkeiten, deren Meinung und Verhaltensweisen er für sich als förderlich erlebt. Wer hat das nicht schon erlebt, daß er sich – zumeist unbewußt – in schwierigen Situationen an anderen Menschen orientiert. Es gibt Kolleginnen, die trotz gleichzeitiger Aufnahme eines Patienten, zweier Entlassungen und eines Notfalls, immer gelassen bleiben und eine ruhige Atmosphäre um sich verbreiten. Ihre Souveränität wirkt in gewisser Weise auf die hektischen Kolleginnen „ansteckend"!

Die eigene Persönlichkeit spielt im Umgang mit dem Patienten – besonders deutlich in der Langzeitpflege, der Intensivpflege und in der Begleitung Sterbender erlebbar – die wesentliche und zentrale Rolle.

Bezug zur Umwelt

Beziehungsreiche Situationen werden als komplex, vielseitig und interessant, Zustände mit wenigen oder fehlenden Beziehungen als zusammenhanglos und isoliert erlebt. Ein Mensch, der von seinen freundschaftlichen zwischenmenschlichen Beziehungen und seiner vertrauten Umgebung getrennt wird, fühlt sich isoliert und einsam. Dies ist bei der Aufnahme in ein Krankenhaus der Fall. Zwar läßt sich die Situation überbrücken und auflösen, sie wird jedoch im Moment als verunsichernd und angstauslösend empfunden.

Diese als Beziehungsnetze bezeichneten sozialen Verbindungen sind insbesondere für Kranke und hilfsbedürftige Menschen von besonderer Bedeutung, denn durch sie werden sie förmlich aufgefangen und unterstützt, indem ihre Familien, Freunde und Bekannte den Kontakt aufrechterhalten. Es ist eine wichtige Aufgabe der Pflegenden, ihre Vermittlerfunktion bewußt wahrzunehmen und auszubauen, indem sie Bezüge nach außen für die Patienten herstellen und ihnen aus ihrer tendenziellen Isolation heraushelfen.

Episode III:

> Der im Sterben liegende Herr F., ein älterer Patient auf einer Intensivstation, der voll bei Bewußtsein ist und weiß, wie es um ihn steht, äußert gegenüber den Pflegenden den Wunsch, sein einjähriges Enkelkind zu sehen und im Arm zu halten. Da er bereits sehr entkräftet und abwehrgeschwächt ist und einen starken Infekt hat, bespricht die Pflegende diesen Wunsch mit dem behandelnden Arzt und der Tochter des Patienten. Der Arzt äußert Bedenken aus hygienischen Gründen zum Schutz des Kindes und des Patienten. Die von dem Wunsch überraschte Tochter wendet zunächst ein, daß das Kind einen Schock bekommen könne, weil der Großvater doch sehr ausgezehrt und elend aussehe und von so vielen Apparaten und Kabeln umgeben sei.
> Nach einigem Überlegen unterbreitet die Pflegende sowohl dem Arzt als auch der Tochter konkrete Vorschläge, wie der Wunsch des Patienten zu erfüllen sei. Der Konsens besteht darin, daß die Besucher die hygienischen Vorschriften besonders gut beachten und das Kind wie ein Säugling in ein Badetuch gewickelt wird. Der Patient wird für die Dauer des Besuchs von den EKG-Elektroden getrennt und die Infusionsleitungen werden geschickt unter Nachthemd und Decke „versteckt".
> Nachdem Herr F. seinen Enkel im Arm gehalten hat, sind alle Beteiligten froh, ihm diesen Wunsch erfüllt zu haben.

Charakteristisch für die Vermittlerfunktion ist, daß die Pflegende sich nicht einseitig involvieren (hineinverwickeln) lassen darf. Selbst wenn ihr die Patientenbedürfnisse vordringlich erscheinen, muß sie doch auch die Meinungen des Arztes und der Tochter ernst nehmen und Verständnis haben für deren Bedenken und Einwände. Gelingt es ihr, nicht Partei zu ergreifen und keine Vorurteile wie „die Mutter ist überängstlich" zu haben, wird eine für alle akzeptable Lösung gefunden werden können.

Beziehung muß gewollt sein

Ein weiterer Aspekt der Beziehung ist der Wille zur Beziehungsaufnahme. Selbstverständlich bleibt die Entscheidung einer Pflegenden, ob und wieweit sie in eine Beziehung zu einem Patienten tritt, in der Freiheit der einzelnen. Niemand kann zur Beziehungsaufnahme gezwungen werden, sie kann nicht verordnet, angeordnet oder organisiert werden. Deshalb kann man feststellen, daß nur so viel Beziehung stattfindet, wie eine der jeweiligen am Beziehungsprozeß beteiligten Persönlichkeiten zuläßt. Und doch sollten sich Pflegende darüber im klaren sein, daß von ihnen als professionellen Helferinnen Beziehungsfähigkeit erwartet wird. Ebenso wird erwartet, daß sie einen gesteuerten Umgang mit Nähe und Distanz im Beziehungsprozeß praktizieren können.

Jeder kann an sich erleben, daß die Bereitschaft, eine Beziehung einzugehen, drastisch nachläßt, wenn man privat oder beruflich überlastet ist. Ebenso kann man beim Patienten beobachten, daß dies manchmal nicht gekonnt, gewollt oder gebraucht wird, weil er zum Beispiel ganz stark von seiner Familie getragen wird und ständig eine Bezugsperson um ihn ist oder aber weil er sehr durch Schmerzen beeinträchtigt ist. Eine professionelle Pflegende kennt diese Umstände und interessiert sich weiterhin für den Patienten, statt sich resigniert zurückzuziehen.

Spontane und pflegerische Beziehung

An dieser Stelle erscheint uns das *Interaktionsmodell* von Peplau als eine hilfreiche Ergänzung für das Verständnis der Beziehung zwischen Pflegender und Patient. Danach wird der Beziehungsprozeß in 4 Phasen eingeteilt, die dem zeitlichen Verlauf des Klinikaufenthaltes zuzuordnen sind. Nach einer ersten Phase der *Orientierung* mit dem Fremden, Neuen, *identifiziert* sich der Patient mit der Pflegenden in kindlichem Vertrauen auf ihre umfassende Fürsorge. Die dritte Phase dient der Ausbeutung oder *Nutzung,* und es kommt nach Befriedigung sämtlicher Bedürfnisse mit der Gesundung oder Rekonvaleszenz des Patienten zur vierten, der *Ablösungsphase.* Er löst seine enge Bindung zur Pflegenden und übernimmt wieder die Verantwortung für sich selbst.

Wie rasch diese Phasen durchlaufen werden, ist nicht nur eine Frage des Abhängigkeitsgrades des Patienten, sondern auch in hohem Maße eine Frage von gegenseitiger Antipathie und Sympathie. Die pflegerische Beziehung zum Patienten wird zwar in jedem Falle im Laufe des Beziehungsprozesses erarbeitet werden, sie muß sich aber in einer tragfähigen Weise unabhängig von spontaner Sympathie oder Antipathie entwickeln. Beide Extreme bergen Gefahren in sich, indem sie den Blick verstellen auf das, was der Patient innerhalb der professionellen Pflege benötigt. Wenn ein Patient antipathische Gefühle auslöst, kann das leicht zu Unterlassen von notwendigen Pflegeleistungen führen, während die spontane Sympathie leicht ein „Überpflegen" zur Folge haben kann. Das Wissen um die negative Wirkung von spontaner Sympathie und Antipathie im Hinblick auf die pflegerische Beziehung hilft, diesen Gefahren zu entgehen. Echtes Interesse, Offenheit und Mut, auf den anderen zuzugehen, vielleicht auch etwas Neugier lassen uns manche Barrieren und Schranken überspringen, die die Antipathie aufbaut. Und umgekehrt wird man nicht umhinkommen, bewußt innerliche Distanz bei spontaner Sympathie zu schaffen, um dem Patienten wirklich helfen zu können.

Die pflegerische Beziehung gründet sich auf

- das richtige Maß von Nähe und Distanz,
- fachliches Wissen (medizinisch und pflegerisch) sowie Pflegefertigkeiten und -fähigkeiten,
- Beziehungsfähigkeit (Interesse und Zuwendung für den Patienten),
- die Akzeptanz des Patienten als mündiger Partner,
- Verantwortungsfähigkeit, -bereitschaft und -übernahme,
- Einbeziehung des Patienten und seines sozialen Umkreises in den Pflegeablauf.

In einer pflegerischen Beziehung hat die Pflegende mehr Wissen, Fertigkeiten und Fähigkeiten im Hinblick auf den abhängigen Zustand des Patienten und ist insofern in einer überlegenen Position, was zu einem Ungleichgewicht in der Beziehung führt. Diese Position gilt es wieder ins Gleichgewicht zu bringen, indem sie den Patienten im Rahmen seiner Möglichkeiten einbezieht. Gefahrenmomente bestehen darin, daß die Pflegende einerseits versucht sein kann, ihre Überlegenheit auszuspielen, und andererseits beim Patienten ein Abhängigkeitsgefühl besteht und dieser glaubt, sich mit der Pflegenden gut stellen zu müssen. Auch wenn die professionelle Pflegende kurzzeitig einseitige Entscheidungen trifft und die Verantwortung für den Patienten übernimmt, hat sie das Ziel, ihm zu helfen, sich abzulösen und wieder in Verantwortung für sich zu treten. In der Zwischenzeit dient sie dem Patienten in der Weise, wie Henderson es ausdrückt, daß sie die Dinge tut, die er selber tun würde, wenn er dazu in der Lage wäre, und die aus ihrer professionellen Sicht in der momentanen Situation notwendig sind, und die ihn zu größtmöglicher Selbständigkeit befähigen.

Pflegerische Beziehung wird zu persönlicher Beziehung

In der so beschriebenen *therapeutischen* Beziehung der Pflegenden zum Patienten liegt die Möglichkeit der persönlichen Begegnung, in der auch die Pflegende durch den Umgang mit dem Patienten bereichert und angeregt werden kann. Wer hat nicht schon erlebt, daß er beeindruckt war, wie tapfer ein Patient mit seinen heftigen Schmerzen umgegangen ist oder ein anderer seine schwere Krankheit ertrug.

Gerade das Einbeziehen der Biographie des Patienten trägt zum Verständnis seiner Persönlichkeit bei. Oftmals erzählen Patienten von sich aus von ihrem Leben, von verschiedenen Schicksalsschlägen und ihrer momentanen Lebenssituation. Auch Fragen nach dem Sinn der akuten Erkrankung werden oftmals angesprochen oder Zusammenhänge ahnend beschrieben. Das können wichtige und nahe Momente in der Begegnung zwischen Pflegender und Patient sein, die im weiteren Verlauf einen respekt- und verständnisvollen Umgang miteinander ermöglichen.

Solche Offenheit ist selten gleich zu Beginn einer Beziehung zu erwarten, obwohl die Weichen für die Beziehungsqualität schon im ersten Moment der Begegnung gestellt werden.

Präsenz in der Beziehung

Zusätzlich zur Entwicklung einer Beziehung aufgrund der zeitlichen Dauer des Pflegegeschehens ist ein weiteres Phänomen beobachtbar: Auch in kurzen Begegnungen mit Patienten, sozusagen „en passant" können diese sehr intensiv sein. Oftmals ist man überrascht und fast überrumpelt, wie schnell das Wesentliche zutage tritt. So etwa beim konzentrierten Pflegen einer als schwierig geltenden Patientin, die unvermittelt fragt: „Finden Sie mich tyrannisch?"

Dieses „Ganz-bei-der-Sache-Sein" macht offen und geistesgegenwärtig. Denn die gesammelte Haltung signalisiert dem Patienten, daß man bereit ist, ausschließlich seine Belange wahrzunehmen. Das ermöglicht ihm selbst, offen zu sein. So kommen in solchen Pflegesituationen oft wesentliche Äußerungen und Fragen, die als Ausdruck von Vertrauen in einer partnerschaftlich gleichwertigen Beziehung zu werten sind.

Ist man bei der Pflege eines Patienten nicht bei der Sache, wird vom Patienten wahrgenommen, daß „die Schwester gar keine Zeit hat", und entsprechend berücksichtigt. Solche Situationen sind bekannt: Man denkt an private Probleme oder Pläne, ist mit sich selbst beschäftigt oder überlegt – gerade bei großem Arbeitsanfall –, wie die nachfolgenden Tätigkeiten zu organisieren und durchzuführen sind. Gelingt es, diese Gedanken abzuschalten und dem Patienten gegenüber präsent zu sein, steigert sich die Intensität der Begegnung. Auch kann man viel wacher beobachten und den Patienten in der Ganzheit seiner Bedürfnisse wahrnehmen.

Beziehungsebenen

Wir konnten aufzeigen, daß zur Entstehung einer Beziehung sowohl Aufmerksamkeit, Respekt und Interesse, als auch Zeit und Entwicklungsmöglichkeit notwendig sind. Sie drücken sich als seelisch-geistige Haltung aus. Die richtige Frage zur rechten Zeit gestellt, kann helfen, daß der andere Mensch sein wesentliches Anliegen äußert. Artikulierte Anteilnahme zeigt dem Patienten deutlich, daß er wahrgenommen wird: „Sie sehen so traurig aus, haben Sie eine schlechte Nachricht erhalten?"

Auf nonverbaler Ebene erfährt die Beziehung eine weitere Bereicherung, wie beim Eingangsbeispiel im Ergreifen der Hand. Fast alle Pflegehandlungen gehen mit Berührung einher. Nicht umsonst sprechen wir vom Be*handeln,* denn die Hand ist *das* universale Instrument der Pflege. Ob wir den Patienten mit ihr streifen, ihn unterstützen, ihm die Hand reichen, ihm behilflich sind, ihm die Hand leiten, wenn seine eigene vorübergehend im Gips oder gelähmt ist, ihm die Hand auflegen auf die fiebernd-heiße Stirn oder den schmerzenden Bauch – das Menschliche und die Nähe wird durch die Berührung vermittelt. Eine gute, sichere Hand berücksichtigt die Lage des Patienten und seine Schmerzen. Der Mensch fühlt sich richtig angefaßt, „begriffen" und kann Vertrauen fassen. Dies reicht bis zur seelischen Ebene, auf der sich der Patient verstanden, angesprochen und berührt fühlt, und kann damit den Weg öffnen zu einer menschlichen Begegnung der beiden Persönlichkeiten, die das Ziel jeglicher Kontaktaufnahme ist.

Maslow beschreibt in seiner *Bedürfnispyramide* (Abb. 1), daß erst die Existenz- und Sicherheitsbedürfnisse eines Menschen erfüllt sein müssen, ehe auf der 3. und 4. Ebene diejenigen zum Tragen kommen, die zwischenmenschliche Beziehungen stärken.

● *Physiologische Bedürfnisse:* Den physiologischen Bedürfnissen kommt elementarste, existentielle Dringlichkeit zu, da sie unmittelbar das Überleben des menschlichen Organismus ermöglichen. Zu ihnen zählen das Bedürfnis nach Nahrung, Schlaf und Entspannung, Bewegung und Anregung, Erfrischung, Wärme, Schmerzlinderung.

Solange sie nicht gewährleistet und im Alltagsrhythmus integriert sind, ist die Forderung nach ihrer Befriedigung dominierendes, existentielles Anliegen des Menschen.

Obwohl Maslow sie nicht erwähnt, sind wohl ergänzend psychische Stimulationen und Wahrnehmungsmöglichkeiten hinzuzuzählen.

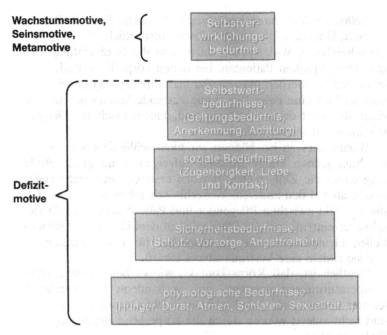

Abb. 1. Die Hierarchie der Bedürfnisse nach H. A. Maslow. (Aus Winter v. Lersner 1990)

- *Sicherheitsbedürfnisse:* Diese zeigen sich auf physischer und psychischer Ebene. Beispiele sind, eine Wohnung und Arbeit zu haben und ein Verlangen nach Ordnungsstrukturen, Geborgenheit und Schutz.
- *Soziale Bedürfnisse:* Sie drücken sich darin aus, daß der Mensch Kontakt, liebevolle Beziehung, Gruppenzugehörigkeit, Kooperation und Kommunikation sucht.
- *Selbstwertbedürfnisse:* Sie beinhalten zwei Aspekte
  a) die Selbstachtung, die zu Gefühlen des Selbstvertrauens, der Stärke, Anerkennung eigener Fähigkeiten führt,
  b) das Verlangen, von anderen Menschen geschätzt, anerkannt und respektiert zu werden.

● ***Selbstverwirklichungsbedürfnis:*** Individuelle Freiheit, Kreativität, Unabhängigkeit und Selbstverantwortlichkeit.

Im scheinbaren Widerspruch dazu steht die Beobachtung, daß mit schwerkranken Patienten, bei denen körperliche Bedürfnisse unterstützt werden müssen, die man direkt pflegt und behandelt, leichter eine nahe Beziehung zustande kommt als mit solchen, die nicht davon abhängig sind, sondern sich zur Diagnostik im Krankenhaus befinden.

Warum dies so ist, können wir nicht schlüssig erklären, wir möchten jedoch einige Indizien aufzeigen. Eine große Rolle mag dabei die Zeit spielen, bei den ersteren wird mehr zugebracht als bei den anderen. Weiterhin scheint es so zu sein, daß der Kontakt zwischen Pflegender und Patient auch deshalb viel schneller eintritt, weil die Pflegende auf dem Gebiet der existentiellen Grundbedürfnisse unverzichtbar für den Patienten ist und sie zudem eine Vertrauensbasis schafft.

Deutlich ist, daß Körperkontakt, wie er beim Lagern oder Temperaturmessen entsteht, eine vorhandene Hemmschwelle leichter überwindet. Dabei kommen leicht Gespräche zustande, und nicht zuletzt werden durch die körperliche Berührung Gefühle ausgelöst.

Am Negativbeispiel kann dies noch deutlicher werden: Ein Patient, den man beim Messen seiner Körpertemperatur nachlässig mit kalten Händen berührt und ohne Vorinformation aufdeckt, wird andere Gefühle hegen und in die Beziehung einbringen als ein Patient, bei dem diese Tätigkeiten vorher angekündigt und sicher und fachkundig unter Respektieren seiner Würde ausgeführt werden.

Ein weiteres Indiz könnte die Einstellung und das Menschenbild der Pflegenden darstellen, das heißt, ob sie den Kranken nur als Objekt, „als Galle", sieht und pflegt oder ob sie das Körperliche eines Menschen behandelt, der seelisch in seiner Ganzheit durch die Krankheit beeinträchtigt ist.

Es drängt sich uns aber noch eine weitere Erklärung auf. Wenn es richtig ist, daß mit den Patienten, die einen hohen körperlichen Pflegebedarf haben, eher Beziehungen zustande kommen, dann spricht das dafür, daß nicht das objektiv notwendige Bedürfnis nach pflegerischer Beziehung im Vordergrund steht, sondern eher die sich ergebende Situation. Nicht durch das systematische Sichbefassen mit einem Patienten tritt sein Pflegebedürfnis auf den verschiedenen Ebenen zutage, sondern es ist abhängig von Kriterien wie Pflegebedürftigkeit, Zeitbedarf, „er fordert es ein", Sympathie und Antipathie. Professionell ausgeübte Pflege muß aber weitestgehend gewährleisten, daß ein Patient in Existenznöten, der die pflegerische Beziehung wohl am dringendsten braucht, diese auch erhält. Dieser Bedarf ist aber unabhängig vom Schweregrad der Erkrankung und unabhängig vom Bedürfnis nach körperlicher Pflege zu sehen. Vom Augenschein her oder vom Umfang der Betreuung durch Angehörige oder Freunde läßt sich aus professioneller Sicht nicht ableiten, wer in dieser Hinsicht bedürftiger ist: Der „selbständige" Patient, der zur Abklärung eines Karzinomverdachtes kommt, oder der bettlägerige Patient nach einem Schlaganfall.

Der Gesichtspunkt, jedem Patienten das therapeutisch richtige Maß an pflegerischer Beziehung zukommen zu lassen, bedarf neben den persönlichen Fähigkeiten der Pflegenden auch einen organisatorischen Rahmen, den die Bezugspflege bietet.

Beziehung Pflegende – Patient

Episode IV:

> Der 70jährige Herr G. hat sich gerade auf einen Stuhl in der Patientensitzecke gesetzt, als Schwester Sabine lächelnd auf ihn zukommt: „Sind Sie Herr G.?" Er bejaht. „Ich bin Schwester Sabine." Sie reicht ihm die Hand und sagt: „Nun will ich Sie auf Ihr Zimmer begleiten und Ihnen alles zeigen und erklären. Ich bin Ihre Bezugsschwester. Sie können sich mit Ihren Anliegen an mich wenden, denn ich bin ab jetzt für Sie zuständig."

Die erste Begegnung zweier Persönlichkeiten hat zentralen Stellenwert und prägt die Beziehung der Folgezeit. In diesem Fall wird der Patient genau wahrnehmen, wie die Pflegende auf ihn zugeht, ob scheu und unsicher oder selbstbewußt und sicher, ob zu vertraulich oder distanziert. Er wird realisieren, *wie* sie sich vorstellt, ihren Namen nennt, nimmt ihren Gesichtsausdruck, ihre Ausstrahlung und ihren Händedruck wahr.

Vom professionellen Standpunkt aus wird sie beim Erstellen der Pflegeanamnese auf sein steifes rechtes Bein zu sprechen kommen und gemeinsam mit ihm Lösungsmöglichkeiten für seinen Krankenhausaufenthalt suchen. Schwester Sabine veranlaßt später seinen Sohn, das zu Hause benutzte Schemelchen für das Bein mitzubringen. Es spricht für ihr Interesse an diesem Patienten, wenn sie ihn bereits im Aufnahmegespräch zu seinen Lebensumständen und den für ihn wichtigen Gewohnheiten befragt und Dinge wie ein Glas kalter Milch vor dem Frühstück oder die Medikamenteneinnahme mit Marmelade ermöglicht. Um seinen gewohnten Tagesrhythmus auch im Krankenhaus weitgehend zu berücksichtigen, stellt sie einen Tagesplan auf, in dem auch geplante Untersuchungen und Therapien sinnvoll eingefügt werden können.

Seite der Pflegenden

Im kontinuierlichen Kontakt über Tage entstehen im Beziehungsprozeß zwischen Patient und Pflegender gemeinsame Gewohnheiten als Ausgangsbasis für Vertrauen, damit der Patient sich aufgehoben und sicher fühlen kann.

Solche guten Gewohnheiten sind positiv und ausdrücklich abzugrenzen von gedankenloser, starrer Gewohnheitsroutine. Gute Gewohnheiten helfen dem Patienten, Vertrauen aufzubauen, und der Pflegenden, ihre Arbeit sicherer und zudem noch kraftsparender auszuführen. Außerdem spielen sich gewohnte, verinnerlichte Arbeitsabläufe reibungsloser und schneller ab, also auch mit deutlich geringerem Zeitaufwand. Wenn zum Beispiel in der ersten Nacht einer Nachtwache unbekannte Patienten übernommen werden, dauert alles sehr lange, in der fünften Nacht dagegen geht dieselbe Arbeit flüssiger von der Hand und erfolgt mit geringerem Zeitaufwand.

Die regelmäßige zeitliche Gestaltung des Tagesablaufes, feste Absprachen mit dem Patienten und seine gute Infor-

mation über das, was mit ihm geschehen wird, sein Einbeziehen in die Pflege und das Erklären, warum man etwas
tut, und sich zur selben Stunde wiederholende Pflegehandlungen stehen dabei im Mittelpunkt. Solch eine rhythmische Arbeitsweise ist für den Heilungsverlauf unverzichtbar.

Diese Tagesgestaltung ermöglicht es dem Patienten, sich auf das
Verbinden seines Hautgeschwüres vormittags nach dem Waschen
und auf das Mobilisieren zum Mittagessen einzustellen und seine
persönlichen Aktivitäten und den Besuch danach zu richten.

Wunderschön beschreibt Saint-Exupéry im *„Kleinen Prinzen"* dieses Empfinden:

„Es wäre besser gewesen, du wärst zur selben Stunde wiederge-
kommen." – „Wenn du zum Beispiel um 4 Uhr nachmittags
kommst, kann ich um 3 Uhr anfangen, glücklich zu sein ... Wenn
du aber irgendwann kommst, kann ich nie wissen, wann mein Herz
dasein soll ... Es muß feste Bräuche geben."

Indem die Pflegende den Patienten in der Beziehung besser
kennenlernt, kann sie sich an dessen Befinden und Bedürfnissen leichter orientieren, wenn es nicht möglich ist, dieselben direkt mit ihm zu klären. Sie kann im Hinblick auf die Unterstützung seines Wohlbefindens einzelne Pflegehandlungen individuell gewichten und variieren: Wie geht es ihm heute? Wird es
ihm zuviel? Sie achtet auf seine Reaktionen, ob ihn die Ganzkörperwäsche heute besonders anstrengt. Was ist zu tun, um ihn
wieder zu kräftigen? So übt sie sich in Beobachtung und leitet
daraus ihre Pflegehandlungen ab. Dabei entstehen viele Fragen,
sie halten den Pflegeprozeß lebendig und individuell. Geht die
Beziehung verloren, drohen die Fragen zu versiegen.

Ohne eine vertrauensvolle Beziehung fehlt eine Ausgangsbasis
für ganzheitliche Pflege. Die Pflegende befaßt sich nicht mit einzelnen Problemen des Patienten, sondern *bezieht alle Ebenen
des Menschen ein.* Ihr Interesse am Patienten führt sie zu feine-
ren Beobachtungen und bestimmt ihr pflegerisches Vorgehen.
So werden auch lästige und unangenehme Pflegehandlungen
als weniger belastend empfunden, weil sie für *diesen* Menschen

sind, mit dem Ziel, ihm Erleichterung und Wohlbefinden zu verschaffen. Diese Arbeitsweise tritt an die Stelle des nur tätigkeitsorientierten Vorgehens, das sich im „Abhaken" von Pflegehandlungen erschöpft.

Seite des Patienten

Durch die Kontinuität, welche die Bezugspflegende dem Patienten für die Dauer seines Aufenthaltes gewährleistet, kann eine Vertrauensbasis zwischen den beiden Menschen entstehen.

Wenn der Patient seine existentiellen Grundbedürfnisse berücksichtigt und erfüllt weiß, ist Zuverlässigkeit ein weiterer Teil der Basis, auf der Vertrauen entsteht. Darüber hinaus sind die oben besprochenen rhythmischen Abläufe, Gewohnheiten und regelmäßige Pflegehandlungen vertrauensbildend, indem sie helfen, seine Unsicherheiten und Angst zu reduzieren.

Vertrauen empfinden wird beschrieben als ein warmes, tragendes Gefühl des Sich-aufgehoben-, Sich-geborgen-, Beschützt- und Umsorgt-Fühlens. Wird dies empfunden, kann daraus auch ein Empfinden von Sicherheit resultieren. Zu wissen, woran man ist, mit wem man es zu tun hat, gibt Sicherheit. In der Bezugspflege weiß der Patient, wer für seine Pflege verantwortlich und damit seine Bezugsperson ist.

Der Vorgang des Vertrauen-Gewinnens und des Sich-sicher-Fühlens kann so beschrieben werden:

Der Patient nimmt die Pflegende in der Ausübung der Pflegehandlungen wahr, ohne daß er diese immer bewußt beobachtet. Und doch spürt er, ob ihre Handgriffe sicher oder unsicher sind. Von ihrem Wissen und ihren manuellen Fähigkeiten leitet er ihre professionelle Handlungskompetenz ab. Von ihrer Körperhaltung, ihrem Gesichtsausdruck, Auftreten, ihrer Ausstrahlung, Zuwendung und ihrem Interesse schließt er auf ihre Persönlichkeit. Auf beiden Ebenen, sowohl der Handlungskompetenz als auch der Persönlichkeit, macht sich der Patient ein Bild von „seiner" Pflegenden.

Dieses Bild, das er sich von ihr macht, ergänzt sich noch situativ um die Rolle, die der Patient der Pflegenden zuweist, weil er entsprechende Kenntnisse und Können an ihr erlebt, indem er sie um Rat fragt, Fragen zur Therapie oder Lebensführung an sie richtet und sie als Vertrauensperson betrachtet.

Wir sind bereits auf das Phänomen eingegangen, daß sich der Patient an seiner Bezugsperson (ein ihm bis dahin fremder Mensch) unbewußt orientiert. Ist es denkbar, daß dies geschieht, weil seine eigenen Körperfunktionen und seelischen Ausdrucksmöglichkeiten durch die Krankheit gestört sind und er sich vom Gesunden „etwas abschauen" will? Es ist sicherlich nachvollziehbar, wie launisch und reizbar jemand wird, wenn er sich nicht wohl fühlt, krank ist oder im Schmerz gefangengehalten wird. Wie wohltuend und befreiend kann es wirken, wenn dann die Pflegende freundlich und verständnisvoll durch die richtige Maßnahme den Schmerz lindert und den Patienten somit aus der inneren Isolation erlöst. In anderen Situationen kann der Humor einer Pflegenden ansteckend und befreiend sein.

> Zusammenfassend kann gesagt werden, daß es für den Patienten wichtig ist, Vertrauen fassen zu können, körperliche und seelische Bedürfnisse befriedigt zu wissen und sich sicher und aufgehoben zu fühlen, indem sowohl die Kontinuität der betreuenden Person als auch die des pflegerischen Vorgehens gewährleistet ist.

Problematische Beziehungen und deren Handhabung

Zu eng werdende Beziehung

Auch wenn man die pflegerische Beziehung im Blickfeld hat, kann man leicht dahingehend Bedenken haben, wie sich der Umgang mit sogenannten „schwierigen" Patienten gestaltet.

> Es bereitet Unbehagen sich vorzustellen, für einen Patienten, den man unsympathisch findet und zu dem man keinen Zugang findet, kontinuierlich zuständig zu sein. Andererseits wird es auch für den Patienten äußerst belastend sein, immer mit einer Pflegenden konfrontiert zu sein, die er nicht leiden kann. Diese Bedenken sind *der* Einwand gegen die Bezugspflege schlechthin.

Sie scheinen berechtigt und verständlich. Bemerkenswerterweise erweist sich gerade dieses Problem in der Praxis jedoch als nicht relevant. Pflegende, die sich bewußt auf Beziehung einlassen wollen, empfinden die Herausforderung einer zunächst schwierigen Beziehung, in der der Patient auf alle Bemühungen ablehnend reagiert. Die Lösung liegt wie bei allen schwierigen, komplexen Problemen darin, daß man sich durch Beobachten, Nachdenken, Nachfragen, „Der-Sache-auf-den-Grund-gehen-Wollen" nähert. Indem man die Ursachen des Verhaltens zu verstehen trachtet, kann das Interesse für den Menschen und seine Reaktionen helfen, die anfängliche Antipathie zu überwinden. Man entwickelt um so mehr Verständnis für den Patienten, je besser man ihn kennt. Es kann beobachtet werden, wie das Verantwortungsgefühl, Kreativität und Engagement steigen, ja wie man erst dadurch befähigt wird, wirklich individuell zu pflegen. Das scheinbare Problem relativiert sich auch dadurch, daß man ja nicht nur für diesen Patienten zuständig ist, sondern auch Kontakt mit anderen Patienten hat und auch der Patient zusätzlich Menschen seiner Wahl ansprechen und ins Vertrauen ziehen kann. **Als ausschließliche Beziehung zwischen zwei Personen wäre Bezugspflege auch gründlich mißverstanden.**

In seltenen Fällen haben wir erlebt, daß die Bezugsperson auf Wunsch beider Seiten gewechselt wurde, was selbstverständlich möglich sein muß.

An dieser Stelle stellt sich die Frage, ob die Bezugspflege nicht eine sehr nahe oder enge Beziehung impliziert. Diese Vermutung läßt sich bereits leicht aus dem Wort *Bezugs*pflege ableiten.

So wie eine zu große Distanz zum Patienten nicht richtig sein kann, ist auch die zu große Nähe problematisch. Zu große

Nähe führt dazu, daß die Pflegende nicht mehr den notwendigen Abstand zum Patienten hat, um ihm wirklich helfen zu können. Nicht hinterfragte Sympathie führt leicht dazu, daß wir immer um den Patienten herum sind und ihm alles ermöglichen, was er subjektiv will, ihm aber objektiv vielleicht schadet.

So wollte eine ältere Patientin nach einem Schlaganfall mit rechtsseitiger Hemiplegie, daß ihr alle Aktivitäten abgenommen werden sollten, da sie als Rechtshänderin große Mühe hatte, die Aktivitäten einhändig und mit der ungeübten linken Hand auszuführen. Eine Pflegende, der diese Patientin sympathisch ist, wird dazu neigen, ihren Wünschen nachzukommen, sie zu schonen und sie im wahrsten Sinne des Wortes zu bedienen, weil das Erüben der Selbständigkeit häufig vom Patienten als belastend beklagt wird. Indem nur in einer bestimmten Richtung wahrgenommen wird, drohen die Pflegeschwerpunkte nicht mehr unter professionellen Gesichtspunkten gewichtet zu werden und die aktivierenden Maßnahmen kommen zu kurz.

Weiterhin trägt eine „pathologisch" enge Beziehung zum „Burnout" bei, weil trotz großen Engagementes sich auf Dauer kein befriedigendes Gefühl einstellen kann, weil solche Beziehungsverhältnisse den Patienten veranlassen, immer mehr zu fordern. Die zu große Nähe kann auf Dauer nicht ertragen werden; das Pendel schlägt auf der Suche nach Distanz zur anderen Seite aus. Nicht selten kann erlebt werden, wie dieses ständige Umsorgen in einen Abbruch der Beziehung und sogar in Aggression gegenüber dem Patienten umschlägt. Die anfänglich spontane Sympathie schlägt dann in Antipathie um.

Stagnierender Beziehungsprozeß

Solche Störungen, die im Laufe des Beziehungsprozesses eintreten können, führen zum Stagnieren desselben. Eine Ursache für den stagnierenden Beziehungsprozeß kann eine sich einstellende Antipathie sein, wodurch auch immer. Es ist leicht nachvollziehbar, daß die Stagnation dazu führt, nicht mehr zu hinterfragen, sich nicht mehr so richtig auf den Patienten einzulassen und sich zurückzuziehen. Entstehen kann diese Situation dadurch, daß entweder das Problem nicht bemerkt wird, weil es sich einschleicht, oder weil die Beziehung wie oben beschrieben in eine zu große Distanz umschlägt.

Bei der Pflege chronisch kranker Menschen besteht durch die ständige Wiederholung von Pflegeverrichtungen die Gefahr der eingeschliffenen nicht mehr hinterfragten Routine.

Eine Patientin, die aufgrund einer multiplen Sklerose starke spastische Lähmungen hatte und bei der keine Veränderungen ihres Zustandes zu beobachten waren, wurde bei der morgendlichen Ganzkörperwäsche nicht mehr nach aktivierenden und antispastischen Gesichtspunkten gepflegt. Es handelt sich hierbei um fehlendes Beobachten, Nachdenken, Hinterfragen und Eingehen auf den sich eigentlich ständig verändernden Zustand der Patientin. Man kann auch vom nachlassenden Interesse am Patienten sprechen. Der Rückzug ebenso wie die Flucht in die Routine sind Ausdruck von einem Bedürfnis nach Distanz, die dadurch auch tatsächlich hergestellt wird.

Die dann nicht leichte Aufgabe besteht darin, den verlorengegangenen Bezug bewußt wieder herzustellen. Es gehört zur professionellen Pflege, diese auftretenden Grenzen zu überwinden und zum Stillstand gekommene Pflegesituationen wieder in Bewegung zu bringen.

Abhängigkeit und Macht

Unbewußt, voller guter Absichten setzen wir uns voll für den Patienten ein und genießen Aussprüche, die seine Abhängigkeit illustrieren: „Das machen Sie am allerbesten!" oder „Niemand kann so gut mit mir aufstehen – bei Ihnen tut es gar nicht weh!" oder „Hoffentlich kommen Sie schnell wieder aus dem Frei zurück – ich fühle mich nur bei Ihnen aufgehoben ..."

Natürlich sind diese Äußerungen Zeichen des echten Empfindens des Patienten. Es ist sogar wahrscheinlich, daß diese Aussagen zutreffen, daß die Pflegende tatsächlich die beste Technik beim Mobilisieren hat, die richtige Körpergröße für diesen Patienten oder dieser sich ihr einfach anvertrauen kann und deshalb weniger verkrampft ist als bei den anderen Kolleginnen.

Diese Komplimente tun jedem gut und werten das Selbstbewußtsein auf. Dennoch sollten wir anläßlich solcher Aussprüche auch kritisch hinterfragen, wie eng unsere Bindung zum Patienten ist. Die mangelnde Distanz in der Beziehung reicht bis hin zum Besitzanspruch: „Das ist *mein* Patient, da hat niemand sonst etwas zu sagen." Je weniger Distanz möglich ist, desto eher verlieren wir den Überblick und desto größer ist die Gefahr, nicht mehr freilassend zu sein.

Es steckt kein böser Wille oder gar Berechnung der Pflegenden dahinter, den Patienten abhängig machen zu wollen. Es spricht eher für ein falsch eingesetztes Engagement. Jedenfalls sollten solche Äußerungen hellhörig machen für dieses Problem. Das auch deshalb, weil nicht auszuschließen ist, daß auch Patienten Macht ausüben, indem sie Pflegende gegeneinander ausspielen.

Es sollte in diesem Zusammenhang nicht verkannt werden, daß Pflegende durch das Pflegen an sich völlig legitim eine Bedürfnisbefriedigung in Form beruflicher Selbstbestätigung suchen und erfahren. In dem oben beschriebenen Beispiel über die positiven Rückmeldungen durch Patienten kommt die berufliche Anerkennung zum Ausdruck.

Es bleibt legitim, wenn die berufliche Selbstbestätigung aus den pflegerischen Handlungen am Patienten gezogen wird, die der Patient objektiv benötigt. Es besteht dabei latent die Gefahr, daß Pfegehandlungen am Patienten vollzogen werden, die mehr der „Eigentherapie" der Pflegenden dienen. Mit dem Überschreiten dieser Grenze wird der Patient zum Objekt pflegerischen Handelns.

Ein anderer Mechanismus, der den Patienten auch in Abhängigkeit bringen kann, besteht darin, daß die Pflegende ihn aus ihrer überlegenen Position heraus bevormundet, ihm ihr Fachwissen überstülpt und Entscheidungen für ihn trifft. Indem sie immer besser weiß, was für ihn richtig ist, nutzt sie auf subtile Weise ihre Überlegenheit und Macht aus:

Episode V:

Frau U. muß häufig zur Toilette und ist aufgrund ihrer Gehbehinderung auf die Hilfe der Pflegenden angewiesen. Nachdem die Patientin am Vormittag etwa stündlich den Drang zum Wasserlassen hatte, kommt Schwester Rita beim erneuten Läuten mit einigen Pflegeutensilien in das Zimmer und erklärt der Patientin: „Es sind vermutlich Keime in ihrem Urin, deshalb ist es wichtig, daß er ablaufen kann; der Arzt hat eine sterile Urinentnahme angeordnet. Und für Sie ist es ja auch viel zu anstrengend, ständig aufzustehen, und mit dem Katheter läuft der Urin von selbst ab. Außerdem haben Sie dann nicht solche Mühe, wenn die Urinprobe entnommen werden muß. Deshalb lege ich Ihnen jetzt einen Dauerkatheter. Es ist ganz bestimmt eine Erleichterung."

Es kann deutlich werden, daß die angestrebte pflegerische Beziehung zwischen Patient und Pflegender unabhängig von spontaner Sympathie zu realisieren ist. Patientenreaktionen bei der Beziehungsaufnahme, die sich z.B. in Distanz, Abneigung oder Abwehr äußern, können durch aktives Erkunden und Hinterfragen über Interesse und Verständnis letztendlich immer zu einer Ausgangsposition führen, die eine gute Beziehung ermöglicht. Dabei ist es für den Patienten wichtig, Vertrauen fassen zu können, körperliche und seelische Bedürfnisse befriedigt zu wissen und sich sicher und aufgehoben zu fühlen, indem sowohl die Kontinuität der betreuenden Person als auch die des pflegerischen Vorgehens gewährleistet ist. Die einzelne Pflegende wird persönlich gefordert und in ihrer Geistesgegenwart, Verantwortlichkeit und Kreativität angesprochen, problematische Situationen mit zunächst schwierig erscheinenden Patienten anzugehen und zu lösen.
Selbst wenn die anfänglichen Klippen und Hürden genommen sind, entstehen während des Beziehungsprozesses Gefahrenmomente, die in der pflegerischen Beziehung, in der sich Nähe und Distanz in angemesse-

ner Weise die Waage halten, austariert werden. Die Gefahrenmomente bestehen einerseits in zuviel *Nähe,* die sich äußern kann in zu enger Bindung, nicht hinterfragter Sympathie, alles ermöglichen wollen und andererseits in zuviel *Distanz,* nicht erfolgter Beziehungsaufnahme, Antipathie, Routine, bis hin zum Ausleben einer Machtposition und dem Überstülpen von Fachwissen, das den Patienten in Abhängigkeit bringt.

Beziehung Pflegende – Pflegende

Die formelle Ebene

Teamarbeit bzw. Gruppenarbeit ist das wesentliche Merkmal der Pflege im Krankenhaus. Man kann tagtäglich die Abhängigkeit von den Kolleginnen erleben, die die eigene Arbeit direkt beeinflußt. Abhängig ist man schon bei so einfachen Tätigkeiten wie dem gemeinsamen Betten von schwerkranken Patienten. Aber auch dann, wenn beim Schichtwechsel festgestellt wird, in welchem Maße und in welcher Qualität die notwendigen Pflegehandlungen im Frühdienst ausgeführt wurden. Das läßt sich noch an anderem festmachen: ob das Stations- und Patientenzimmer aufgeräumt ist oder nicht, ob Pflegematerialien aufgefüllt sind oder nicht und ob die Dokumentation aussagekräftig ist.

Es macht den Unterschied zwischen einer Pflegegruppe und einem Pflegeteam aus, ob jede Pflegende für die andere einsteht und jede einzelne sich mit ihrer beruflichen Kompetenz und ihrer Persönlichkeit einbringt. Als verläßliche Basis eines Teams werden gemeinsam erarbeitete Stationsziele und ein gemeinsames Pflegeverständnis dienen.

Team – mehr als die Summe der einzelnen

Eingebettet in ein Team können wir uns gegenseitig bei Pflegeproblemen beraten, pflegerisches Vorgehen abstimmen und so
voneinander lernen; aber auch, indem wir uns gegenseitig unterstützen und helfen. Jede einzelne bringt spezielle und außeror-
dentliche Fähigkeiten mit, die als Organisationstalent, als aus-
gleichendes Element bei Konflikten, als pädagogische Fähigkeit
bei Schüleranleitung, durch gute Gesprächsführung oder als ein-
fühlsame Begleitung von Sterbenden und deren Angehörigen
zutage treten.

Alle Pflegenden eines Teams müssen zwar Patienten selbständig pflegen können; aber von allen Pflegenden das gleiche in
bezug auf ihr Wissen und ihre Fähigkeiten zu erwarten, geht an
der Lebenswirklichkeit vorbei und stellt nicht selten eine Überforderung dar. Der individuelle Umgang miteinander ist im professionellen Team gleichzeitig Chance und Herausforderung.

Team und Persönlichkeit

Neben der Zusammenarbeit, bei der wir voneinander lernen
und profitieren, benötigen wir aber auch einen Freiraum, in
dem wir selbst lernen können. So muß Gelegenheit bestehen,
selbst Erfahrungen zu sammeln, indem sich eine Pflegende z.B.
für eine Dekubitusprophylaxe bei einem bestimmten Patienten
entscheidet und sicher sein kann, daß die anderen Kolleginnen
diese Maßnahme nach ihren Vorgaben ausführen. So kann sie
nach einiger Zeit feststellen, ob sie mit dieser Maßnahme richtig
lag, und auch nachforschen, warum sie erfolgreich oder nicht
erfolgreich war. Diese eigenständige Entscheidung muß auch
einer Pflegenden mit noch wenig Erfahrung im Umgang mit
Dekubitusgefährdung möglich sein. Nicht die Kompetenteste in
der Dekubitusprophylaxe gibt die Pflegemaßnahmen vor, denn
dann kann jene Pflegende keine eigenen Erfahrungen machen
und bleibt auf die Erfahrungen der anderen angewiesen. Sie
wird aber im Zweifelsfalle aus Verantwortungsgefühl sich Rat
bei den Erfahreneren holen, letztendlich aber doch die Pflege-

maßnahme selbst festlegen. So kann sie eigene Erfahrungen sammeln und der Gefahr der „Versuch-und-Irrtums-Methode" vorbeugen.

Eine immerwährende Aufgabe besteht darin, die unterschiedlichen Fähigkeiten und Talente zutage treten zu lassen, ohne auf der einen Seite in einseitiger Förderung arbeitsteiligen Spezialistentums zu enden und auf der anderen Seite im „Gruppensumpf" zu versinken, und es gilt den oben beschriebenen Freiraum für das Sammeln von eigenen Erfahrungen zu schaffen.

Diese Aufgabe ist dadurch zu realisieren, indem die einzelne Pflegende für einzelne Patienten verantwortlich und zuständig ist. Sie erstellt die Pflegeanamnese und legt in der Planung nach dem Pflegeprozeß die entsprechenden Pflegemaßnahmen fest. Diese dürfen später nur mit ihrer Zustimmung – außer in dringenden Fällen – geändert werden. Da jede Pflegende im Team in dieser Art und Weise Bezugspflegende ist, hat jede den Freiraum für die eigene berufliche Entwicklung. Jede kann sich bei der anderen Rat holen, sie können gegenseitig Pflegemaßnahmen hinterfragen und kritisieren und von den jeweiligen individuellen Fähigkeiten gegenseitig profitieren.

Episode VI:

Zu Dienstbeginn spricht Schwester Susanne eine ihrer Kolleginnen an: „Ruth, sag mir doch mal, wie Du mit Frau B. aufstehst! Sie sagt, daß es gar nicht weh tut, wenn Du das machst, und bei mir stöhnt sie und macht sich steif." Frau B., eine korpulente, eher kleine Patientin mit Wirbelsäulenmetastasen, hat verständlicherweise viel Angst vor dem Mobilisieren und ist dabei angespannt. Es stellt sich heraus, daß auch andere Pflegende Schwierigkeiten damit haben, und so gehen drei Kolleginnen, nachdem die Patientin um Einverständnis gefragt wurde, zu ihr hin. Ruth erläutert und zeigt ihre Handgriffe und die für diese Patientin erleichternden Bewegungsansätze. Im Nachgespräch fallen ihnen noch andere Varianten ein, weil jede von ihnen unterschiedliche Erfahrungen auf diesem Gebiet hat. Spontan vereinbaren sie, die für sie spannende Diskussion und deren Ergebnisse weiter aufzubereiten und in eine stationsinterne Fortbildung einfließen zu lassen.

Diese Episode kann sich nur ergeben, wenn eine gute, entspannte und kollegiale Stimmung untereinander herrscht. Sie geht einher mit der Wertschätzung der einzelnen, mit Offenheit, die es zuläßt, Fehler und Schwächen einzugestehen und andere Erfahrungen und Meinungen anzunehmen, sowie die Bereitschaft, Neues zu lernen und sich weiterzubilden.

Zum beruflichen Aspekt der Teamarbeit kommen praktische Erfahrungen im sozialen Umgang miteinander hinzu. Sie sind mannigfaltig und geprägt von dem unterschiedlichen Bedürfnis der einzelnen nach Nähe und Distanz. Während junge, alleinstehende Kolleginnen eher gerne private Beziehungen über die Arbeit hinaus unterhalten und die Freizeit miteinander verbringen, erweist es sich für andere eher als hilfreich, die Arbeitsgemeinschaft vom Privatbereich zu trennen.

Kann man sich vorstellen, zufriedenstellend zusammenzuarbeiten, ohne Interesse an der Persönlichkeit der Kolleginnen zu entwickeln, ohne wirklich zu wissen, was ihre Stärken, Vorlieben, Abneigungen und Schwächen sind? Diese Aufmerksamkeit und Anteilnahme füreinander ist im professionellen Team sicherlich von entscheidender Relevanz. Das Wahrnehmen der anderen bildet die Basis für Verständnis und gegenseitige Unterstützung. Diese brauchen wir um so mehr, je intensiver wir mit Patienten in Beziehung stehen. Jede wird im Beziehungsprozeß gefordert, trägt Verantwortung und kommt womöglich an eigene Grenzen. Wie wohltuend sind da Kolleginnen, die diese Erfahrungen teilen und somit Verständnis dafür haben und mit denen sie sich austauschen kann.

Gleichzeitig wird der Beziehungsprozeß von vielen als Herausforderung angesehen. Im Sichstellen und Aushalten der Patientenbeziehung, auch in schwierigen Phasen wie der Wiederholung von immer gleichen Pflegehandlungen, aufgrund des sich scheinbar Nichtverändernden bei der Langzeitpflege eines chronisch Kranken, liegen neben den beruflichen auch Chancen der persönlichen Entwicklung.

Im professionellen Team sollte jede examinierte Pflegende eine gleichberechtigte Rolle einnehmen können. Darin liegt eine große Chance in der pflegerischen Zusammenarbeit, indem sich Pflegende als Gleichberechtigte im professionellen Team begegnen, sich gegenseitig wahrnehmen, um Rat bitten und Fragen stellen, sich fördern und stützen sowie voneinander lernen. Da jede Erfahrungen mit schwierigen pflegerischen Situationen und dem Aushalten, Durchstehen und Verändern derselben hat, lernt man sich besser verstehen. Durch gegenseitiges Vertreten der Bezugspflegenden lernt man die Art und den Pflegestil der Kolleginnen kennen, etwa durch Äußerungen des Patienten über die anderen Pflegenden, den Zustand des Patientenzimmers, die Pflegeplanung der anderen und deren Aussagekraft sowie durch die Qualität der Dokumentation. Dies sehen wir als Schritt zu Entwicklung der Einzelpersönlichkeit und zur Eigenständigkeit unseres Berufsstandens.

> Das soziale Klima der Pflegenden untereinander bestimmt ganz wesentlich die Zusammenarbeit auch mit Ärzten und anderen Berufsgrupppen. Es ermöglicht Offenheit und Austausch, durch die wir uns gegenseitig kennenlernen und unterstützen können.

Vor allem prägt es die Stimmung für eine gesundende Atmosphäre. Diese wirkt sich positiv auf die Patienten aus und wird von ihnen oftmals als entscheidender Faktor im Heilungsverlauf beschrieben.

Mögliche Probleme und deren Handhabung

Neben diesen als positiv beschriebenen Wirkungen im Team entstehen selbstverständlich auch Spannungen im Sinne von atmosphärischen Störungen. Wir ärgern uns über bestimmte Gewohnheiten, Verhaltensweisen und Schwächen der anderen oder reagieren geradezu allergisch auf sie. Das stört die Vertrauensbasis, die Grundlage eines jeden professionellen Teams ist. Diese Störfaktoren relativieren sich aber, wenn wir auch Stärken, Fähigkeiten und Können der anderen bewußt wahrgenommen und kennengelernt haben. Das Akzeptieren der Schwächen und das Schätzen ihrer Fähigkeiten auf der beruflichen und persönlichen Ebene läßt Vertrauen entstehen, das eine respektvolle und gleichberechtigte Zusammenarbeit ermöglicht. Die einzelne kann in diesem vertrauten Rahmen auch eigenes Nichtwissen, Probleme und Schwächen zugeben. Das gelingt besonders dann, wenn in der Bezugspflege das Sich-Hilfe-Holen und gemeinsames Pflegen praktiziert werden. Als gemeinsames Pflegen kann auch das Sich-gegenseitige-Mitteilen der eigenen Pflegestrategien und Pflegepläne in den Übergaben angesehen werden.

Eine gestörte Vertrauensbasis kann zu Verschlossenheit der einzelnen Pflegenden führen. Sie hält keine Rücksprache mit ihren Kolleginnen, schätzt eigene Fähigkeiten nicht richtig ein, kann Stärken und Schwächen nicht einordnen und eigene Fehler nicht so gut eingestehen.

Ein weiteres Beispiel einer gestörten Zusammenarbeit und Kommunikation sind Pflegende, die sich in verantwortlicher Position überfordert fühlen, weil sie es gewohnt waren, weisungsgebunden zu arbeiten. Sie fühlen sich alleine gelassen mit einem Berg von Verantwortung, ohne ausreichende Unterstützung und Anleitung. Diese belastende Situation wird außerdem von Berufsanfängerinnen beschrieben, die noch nicht über die entsprechende berufliche Erfahrung und Sicherheit verfügen und auf Begleitung angewiesen sind.

> Für die Praxis der Bezugspflege ist deshalb außer Berufserfahrung eine gründliche und ausreichend lange Einarbeitung der Pflegenden Voraussetzung.
> Bei Problemen im sozialen Miteinander und zu großer Belastung durch die intensiven Pflegesituationen sind Hilfen im Umgang miteinander zu erwägen, wie sie regelmäßige Teambesprechungen, Balintgruppen und Supervision darstellen.

Eine weitere Unterstützung besteht darin, keine fixe Erwartungshaltung an die einzelnen heranzutragen, sondern gegenseitig die individuellen Fähigkeiten wahrzunehmen, voneinander zu lernen und zu profitieren. Dieses Interesse aneinander und an der Arbeitsweise der einzelnen beugt auch der Gefahr in der Anfangsphase vor, in der sich jede als Einzelkämpferin empfinden kann. Dieses Gefühl, Einzelkämpferin zu sein, wird auch deshalb verstärkt wahrgenommen, weil Entscheidungen nachvollziehbar von der einzelnen getroffen werden und nicht mehr nachvollziehbar und ausgesprochen zufällig in der Gruppe getroffen werden. Damit wird Abschied genommen von allgemeinen Gruppenbeschlüssen, die oft nur aus Pflichtgefühl oder pro forma, weil es einmal so festgelegt wurde, durchgeführt werden.

Dadurch kann aber das Gefühl entstehen, den Zusammenhang mit der Gruppe zu verlieren, wozu die Verantwortungsübernahme für die eigene Pflege zusätzlich beiträgt.

Eine zu enge Beziehung zwischen Pflegender und Patient kann zu schwierigen Situationen im Team führen, weil die übrigen Pflegenden einen schweren Stand bei dem Patienten haben. Er ist seine Pflegende und die Art und Weise ihrer Pflegeausführung gewohnt und sieht es als ausschließlich richtig an, daß die Salbe so aufgetragen wird, wie sie es macht. Weil seine Pflegende für ihn die Autorität ist, haben die anderen wenig Chancen, es ihm recht zu machen. Das kann von ihren Kolleginnen als Hang zur Profilierung interpretiert werden. Sie nehmen es so wahr, als wolle sie als die Beste dastehen. Diese Rolle weist der Patient der Bezugspflegenden zu; ergreift sie diese, dann kann das so weit gehen, daß sie mehr oder weniger bewußt Informationen zurückhält, um ihren Kolleginnen gegenüber in einer überlegenen Position zu sein.

Aus der zu engen Beziehung führt gegenseitige Offenheit, die den Austausch mit ihren Kolleginnen ermöglicht. Diese können aus ihrer Distanz zum Patienten Veränderungen besser wahrnehmen und hilfreiche Ideen und Erfahrungen in die Bezugspflegesituation einfließen lassen.

Beziehung Pflegende – Arzt

Folgender Gedanke hat uns bei diesem Punkt besonders geleitet: Der Patient sucht ein Krankenhaus primär deshalb auf, weil er ärztliche – diagnostische – und therapeutische Leistungen benötigt. Die Pflege schafft die Voraussetzungen rund um den Patienten, damit diese Leistungen erbracht werden können. Beide Berufsgruppen sind für das zentrale Geschehen im Krankenhaus unverzichtbar und insofern gleichberechtigt.

Seite der Pflegenden

Die Pflegende ist in der Bezugspflege zentraler Ansprechpartner für den Arzt, wenn es um ihre Bezugspatienten geht. Sie wird in ihrer Fachkompetenz wahrgenommen und beachtet. Außerdem kann sie kontinuierlich informiert sein, kann Auskunft und Antwort geben, im Sinne der Verantwortung. Es entstehen pflegerische Fragen und Vorschläge an den Arzt bezüglich der Therapie, des geplanten Verlaufes und der medizinischen Zielsetzung, um diese in der Pflegeplanung zu berücksichtigen und zusätzliche Aspekte einzubeziehen.

Weiterhin teilt die Pflegende dem Arzt die pflegerischen Anliegen mit, wenn sie zum Zeitpunkt der Entlassung Stellung nimmt oder sich dafür einsetzt, die geplante aufwendige Diagnostik wegen des schlechten Zustandes des Patienten zu verschieben. Sie fungiert als „Anwalt" des Patienten und vertritt seine Interessen und Anliegen.

Episode VII:

Bei der Visitenvorbesprechung der 78jährigen Patientin Frau F., die vor drei Tagen wegen unklaren Fiebers und einer fraglichen Bewußtlosigkeit eingeliefert wurde, schildert Schwester Elke die Sachlage folgendermaßen: „Frau F. geht es heute eigentlich gut, der Harnwegsinfekt ist viel besser seit der Behandlung mit dem Antibiotikum und sie muß nur noch alle 2–3 Stunden Wasser lassen, ohne daß es brennt. Sie ist aber sehr unruhig, schläft wenig und sitzt immer angezogen auf dem Gang, denn sie hält es im 4-Bett-Zimmer nicht aus. Überhaupt spricht sie ständig von der Entlassung, und ich denke, es wäre der richige Zeitpunkt." – „Hat sie denn noch Fieber oder Schwindelsymptome?" – „Nein, weder – noch. Sie trinkt auch genügend und nimmt die Medikamente selbständig und zuverlässig ein." – „Tja, mir ist das noch ein wenig ungeheuer, denn sie hat noch immer eine leichte Leukozytose, und eigentlich wollte ich in der nächsten Woche die Diagnose noch weiter absichern. Aber wenn es ihr so gut geht, ist das in diesem Falle nicht so wichtig. Die Synkope ist wohl doch auf den Harnwegsinfekt und die Hypovolämie zurückzuführen. Sie meinen also, wir sollten Frau F. entlassen?" – „Ja, unbedingt, sie wohnt auch im Hause ihres Sohnes. Die Schwiegertochter und er kümmern sich gut um sie und unterstützen die Entlassung." – „Also gut, ich werde mit ihr sprechen und für heute Nachmittag die Entlassungspapiere ausfertigen. Den Rest veranlassen Sie?" – „Ja natürlich. Gehen wir zu ihr!"

Seite des Arztes

Viele der im Bezugspflegesystem arbeitenden Ärzte schildern ihre positiven Eindrücke bezüglich einer gleichberechtigten Zusammenarbeit mit der Pflege. Sie sehen die feste Zuständigkeit und die verantwortliche Beziehung der Pflegenden als vorteilhaft für ihre eigene Arbeit. Denn sie erhalten auf ihre Fragen weit eher aussagekräftige Antworten von den Pflegenden statt den Verweis: „Das weiß ich nicht, ich hatte gestern frei" oder „Ich habe heute dieses Zimmer zum ersten Mal". Klare Zuständigkeiten ermöglichen es ihnen, sich besser auf die Pflegeausführung verlassen zu können. Des weiteren äußern sie, daß sie mehr wagen können bei Kriseninterventionen und der Patientenaufklärung, weil sie wissen, daß die Bezugspflegende den Patienten mitträgt und kritische Situationen aufzufangen weiß. Sie erleben aber auch, wie sie eine größere Erwartungshaltung und höhere Ansprüche den Pflegenden gegenüber entwickeln. In diesem engeren Miteinander in der Zusammenarbeit der Berufsgruppen können sich beide verstärkt ihren eigentlichen Aufgaben zuwenden.

Pflegerische und ärztliche Haltungen und Tätigkeiten haben unterschiedliche Ansatzpunkte oder Herangehensweisen. Während die Pflegende sehr viel Zeit mit den Patienten verbringt, Verläufe beobachtet und Prozesse mitgestaltet, begegnet der Arzt dem Patienten punktuell in der Visite oder bei Einzelgesprächen. Er tritt mit sehr viel mehr Distanz, mit konkreten Fragen und Vorstellungen dem Patienten gegenüber. Es interessieren ihn bevorzugt Befunde zur Diagnosefindung und die Therapiemöglichkeiten – der kranke Teil des Patienten und sein aktueller Zustand. Der Arzt vermag aus der Distanz heraus präzise und genaue Beobachtungen zu machen, momentane Symptome wahrzunehmen oder konkret zu erfragen und die Therapie davon abzuleiten. Dabei treten die schlecht verbrachte Nacht, die schlechte Befindlichkeit, die emotionale Stimmungslage, Angst und Abhängigkeitsgefühle in den Hintergrund – alles Phänomene, die nicht im organspezifischen Befund Ausdruck finden, die aber Beobachtungen, Eindrücke und Handlungen der Pflegenden dominieren und bestimmen. Das Befinden des

Patienten ist von vielen Faktoren bestimmt und meist nicht kausal zu erklären und deshalb schwieriger zu formulieren.

> Im Ergänzen der ärztlichen Haltung mit der pflegerischen sehen wir den Kernpunkt einer sich respektierenden ärztlich-pflegerischen Zusammenarbeit. Auch hier ist die gegenseitige Wertschätzung und Anerkennung – menschlich wie beruflich – die Basis der gemeinsamen Arbeit. Das gegenseitige Vertrauen, daß der andere seine Arbeit gut macht, das Wissen um seine Fähigkeiten und Stärken sowie die Anerkennung der beruflichen Kompetenz führen zu einer gleichberechtigten, gemeinsamen Arbeit.

Mögliche Probleme und deren Handhabung

Die unbewußt vorgenommene Zuordnung des Arztes als väterlicher Repräsentant der wissenschaftlichen Schule mit der Zielsetzung rationaler, pragmatischer Befunderhebung und Therapie gegenüber der emotionalen, mütterlichen Pflegenden mit dem Schwerpunkt, für Wohlbefinden und Geborgenheit zu sorgen, stellt den Problemkern im Umgang miteinander dar. Das impliziert eine bestimmte Rollenzuweisung, die dem Arzt die überlegene Position zusichert.

Zusätzlich ist die Form der ärztlich-pflegerischen Zusammenarbeit verschiedenen Einflußfaktoren unterworfen:

Die Art und Weise des persönlichen Umganges wird vom jeweiligen Temperament der Pflegenden und des Arztes geprägt. Persönliche Zu- oder Abneigungen beeinflussen den Umgang zusätzlich. Erschwerend kommen berufsspezifische Verhaltensweisen aus den oben beschriebenen Rollen hinzu. Erschwerend deshalb, weil der aufgezeigte Gegensatz, einerseits rational-pragmatisches Denken und andererseits fürsorgendes Betreuen, üblicherweise nicht dazu führt, sich als Ergänzendes wahrzunehmen, sondern im anderen entweder den gefühllosen kopflastigen Mediziner und umgekehrt die „gefühlsduselnde", des Denkens nicht mächtige Pflegende zu sehen. So fällt es vielen Ärzten nach wie vor schwer, den Pflegeberuf als eigenständig und gleichwertig zu betrachten. Selbstkritisch betrachtet muß man einräumen, daß viele Pflegende tatsächlich emotional involviert die Belange eines Patienten zu vertreten suchen.

Besonders deutlich kann dieses Problem werden, wenn eine erfahrene und kompetente, persönlich sichere Pflegende mit einem unerfahrenen Arzt zusammenarbeitet, der überfordert und unsicher ist. In diesem Fall müßte die Pflegende die „überlegene" Rolle übernehmen. Für viele Ärzte stellt diese Situation jedoch ein Problem dar, und es fällt ihnen schwer, die „überlegene" Rolle abzugeben, weil sie sich offensichtlich persönlich und fachlich in Frage gestellt fühlen. Erst in „reiferen" Jahren kann retrospektiv zugestanden werden: „Das Wichtigste über die Stationsgepflogenheiten, das Erlernen praktischer ärztlicher Tätigkeiten und Beobachtung und Umgang mit Patienten habe ich damals von Schwester Inge gelernt."

Verkomplizierend wirkt sich die unterschiedliche Geschlechtszugehörigkeit aus: Der Arzt als typisch männlicher und die Pflegende als typisch weiblicher Beruf. Dem Arzt wird auch dadurch eine höhere Autorität zugestanden. Damit verbunden sind stereotype Rollenverhalten und -erwartungen. Unbewußt beeinflussen sie das Verhalten sowohl von Patienten als auch von Ärzten und Pflegenden. Allerdings ist dieses Bild bereits in Wandlung begriffen. So ist die Ärztin, die mit dem männlichen Krankenpfleger Visite macht, längst kein ungewohnter Anblick mehr.

Im Alltag führen diese unterschiedlichen Haltungen, Wertvorstellungen und Handlungen von Pflegenden und Ärzten häufig zu Differenzen. Wir kennen das aus ethischen Diskussionen über lebensverlängernde oder -erhaltende Maßnahmen, in denen die Pflegenden aufgrund beruflicher Erfahrung und Wertvorstellungen den Wunsch der Patienten oder der Angehörigen vertreten. Sie plädieren zumeist für eine eher zurückhaltende Behandlung gegenüber dem vorbehaltlos erscheinenden Einsatz naturwissenschaftlich-technisch-medizinischer Möglichkeiten seitens des Arztes.

Episode VIII:

Die 30jährige Asthmatikerin Frau L. kehrt mittags von einem Gang zum Haupteingang zurück, wohin sie ihren Mann begleitet hat. Sie atmet angestrengt, von exspiratorischem Giemen begleitet. Auf dem Stationsflur begegnet ihr ihre Bezugspflegende, Schwester Ilse: „Sind Sie die Treppen zu Fuß heraufgekommen? Hat Sie das so angestrengt?" – „Oh nein, das hat andere Gründe." – „Hatten Sie Ärger mit Ihrem Mann?" – „Ja, woher wissen Sie das? – Immer wieder hält er mir vor, daß ich mich zu Hause nicht genügend schone und zuviel für die Kinder mache. Darüber rege ich mich dann so furchtbar auf, daß ich einen Anfall bekomme. Ich muß jetzt erstmal mein Spray nehmen." Schwester Ilse bittet sie jetzt, darauf zu verzichten, und bietet ihr eine entkrampfende Rückeneinreibung an. Frau L. nimmt das gerne an, mit dem Resultat, daß sie entspannen kann und der Anfall ohne Medikament vorübergeht.

Es kann deutlich werden, wie wichtig es für die Patientin und die Pflegende sein kann, die oftmals heikle Situation eines mittelschweren Asthmaanfalles auszuhalten. Für erstere, um die Ursachen abzuspüren und sie mittels pflegerischer Maßnahmen anzugehen. Der Patientin hilft es, im Umgang mit ihren Mechanismen und der Erkrankung, wenn auch andere als medikamentöse Maßnahmen helfen können. Bei dieser Vorgehensweise kann ein Interessenkonflikt mit dem Arzt entstehen, wenn dieser später von dem Anfall erfährt und kritisch fragt, warum die Bedarfsmedikation nicht gegeben wurde, denn er hätte Sorge gehabt, daß sie wieder in einen Status asthmaticus gekommen wäre. Schwester Ilse schildert eindrücklich, wie sie – während sie die Patientin im Anfall beobachtete – sich sicher wurde, daß ihr diese Rückeneinreibung helfen würde und auch diese tatsächlich geholfen hat.

Von ärztlicher Seite erfordert Bezugspflege eine große Umstellung. Sie haben in der Vergangenheit ihr Organisationsprinzip „ein Arzt für eine Station" auf die Pflege übertragen, indem sie die Stationsschwester als für sie einzige Zuständige für alle Patienten eingeführt haben. So sind sie an die Stationsschwester als die „zentrale Stelle" gewöhnt, die ihnen sämtliche Fragen zu allen Patienten auf einen Schlag beantwortet. In der Bezugspflege ist es für sie zunächst mühsam, sich bezüglich des Patienten M. erst zu Schwester Sabine, wegen Problemen mit Herrn W. zu Pfleger Klaus durchzufragen und dann mit den verschiedenen Pflegenden die jeweiligen Bezugspatienten zu visitieren. Erst wenn sie erleben, daß die Bezugspflegenden informierter sind und pflegerische Ansätze einbringen sowie ärztliche Fragen spezifischer beantworten können, baut sich der Vorbehalt ab.

Diese Situation bedarf für die meisten Ärzte der Gewöhnung, weil Bezugspflege ein nach pflegerischen Gesichtspunkten organisiertes Pflegekonzept darstellt und nicht auf die ärztliche Organisationsform abgestimmt ist.

Es wird eine Veränderung der pflegerisch-ärztlichen Beziehung deutlich, die manchen Ärzten Schwierigkeiten macht. Schwandner drückt es in Anlehnung an Erfahrungen in Amerika als Arzt so aus: „Kooperation ist nur zwischen gleichberechtigten Partnern möglich. Dies ruft bei den Ärzten Ängste hervor. Ärzte hätten gerne, daß das Krankenpflegepersonal die angestammte Rolle weiterspielt und die Brautjungfer der medizinischen Praxis bleibt."

Da es nicht Ziel sein kann, in das andere Extrem zu verfallen und nunmehr eine Organisationsform nach ausschließlich pflegerischen Gesichtspunkten zu inthronisieren, muß eine Form gefunden werden, die den beiden im Krankenhaus zentralen Aufgabenstellungen und Interessen gerecht werden kann. Ganz praktisch können das Orientierungshilfen sein, wie eine gut einsehbare Plantafel mit der Zuordnung der Bezugspflegenden zu ihren jeweiligen Patienten, sowie für beide Seiten verbindliche Absprachen und Zeitvereinbarungen.

Die größere Erwartung der Ärzte an die Selbständigkeit der Pflegenden kann einzelne überfordern. Unbehagen bereitet dabei, daß Unvermögen und Fehler eindeutiger zugeordnet werden können, und die Möglichkeit, sich hinter der Gruppe verschanzen zu können, nicht mehr so leicht gegeben ist. Damit ist die Pflegende möglicherweise direkt der persönlichen ärztlichen Kritik ausgesetzt und wird zur Rechenschaft gezogen.

Das Verhältnis zwischen Pflegenden und Ärzten ändert sich in der Bezugspflege. Es wird intensiver und konzentrierter und betrifft gleichermaßen alle Pflegenden und nicht nur die Stationsleitung. Indem jede Bezugspflegende für ihren eigenen Arbeitsbereich Verantwortung übernimmt und ihn eigenständig handhabt, gewinnt sie an Selbständigkeit. In Episode II (S. 2) kann deutlich werden, wie die Pflegende in ihrem Zuständigkeitsbereich wirksam gegen postoperativen Wund- und Druckschmerz angeht durch Entspannung der Bauchdecke mittels Knierolle, Druckentlastung und Einreibung. Indem sie ihren eigenständigen Beitrag leistet und die Verantwortung und das Eingreifen nicht an den ärztlichen Bereich delegiert, wie in Episode I (S. 1), vertritt sie den eigenständigen Kompetenzbereich. Ihre detaillierte, adäquate Beobachtung und Schilderung der Probleme der 78jährigen Patientin in Episode VII (S. 42) sowie die Umsetzung der pflegerischen Prioritäten wird unverzichtbar für die gemeinsame Arbeit. Aufgrund ihrer professionellen Arbeit erwirbt die Pflegende die Anerkennung des Arztes.

Pflegende und Arzt treffen sich in dem Anliegen, dem Patienten mit ihren jeweiligen unterschiedlichen Fähigkeiten zu helfen, um gemeinsam seiner Gesundung, Heilung oder seinem würdigem Sterben zu dienen. Dadurch wird eine gleichberechtigte Zusammenarbeit der beiden Berufsgruppen trotz der geschilderten Interessengegensätze möglich. Wenn dieses gemeinsame Motiv bestimmend wirkt und die unterschiedlichen Sichtweisen zusammenfließen und sich zu einem vollständigeren Bild des Patienten ergänzen, wird das gemeinsame Bestreben deutlich. Dann werden Profilierung, Geltungsbedürfnis und Kompetenzgerangel unwichtig und treten in den Hintergrund.

Beziehung Pflegende – andere Berufsgruppen

Seite der Pflegenden

Die Pflegenden haben die aktuelle Patientensituation vor Augen und gestalten deren Tagesablauf, koordinieren Untersuchungen und Diagnostik und berücksichtigen dabei das momentane Befinden des Patienten. Je intensiver die Beziehung zum Patienten ist, desto mehr wird dieses Anliegen mit berücksichtigt. Die Pflegende kennt ihren Patienten so gut, daß sie – auch ohne von ihm darauf hingewiesen zu werden – weiß, daß er es schlecht verträgt, den ganzen Morgen nichts zu essen. So wird sie dafür sorgen, eine Sonographie am frühen Vormittag durchzuführen, damit der Patient nicht zu lange nüchtern bleiben muß. Im Ausüben der Bezugspflege wird die Pflegende selbstbewußter im Durchsetzen von Patienteninteressen und hat deshalb mehr Kontakt mit den anderen Berufsgruppen. Sie wird an einem Tag, an dem ihr Bezugspatient eine anstrengende Untersuchung hatte, andere Maßnahmen für ihn absagen oder verschieben. Ein weiteres Beispiel wäre, daß ihr auffällt, daß der Patient morgens und abends den Quark auf dem Tablett stehenläßt, dann wird sie sich in der Diätküche dafür einsetzen, daß er im Rahmen der diätetischen Verordnung Beilagen seines Geschmacks erhält.

Episode IX:

In der Visite hat der Arzt aufgrund von Vorbefunden bei Frau K. eine Sonographie der Gallenblase angeordnet. Schwester Petra meldet bei der Ausarbeitung der Visite diese Untersuchung telefonisch bei der Assistentin an. Am nächsten Morgen, nachdem es schon 9 Uhr vorüber ist und die Untersuchung noch nicht durchgeführt worden ist, ruft sie in der Ultraschall-Abteilung an: „Ich habe gestern Frau K. zur Nüchtern-Sono angemeldet. Es ist schon 9 Uhr durch, und sie ist noch nicht untersucht. Habt Ihr sie vergessen?" – „Wir haben heute sehr viele Nüchtern-Untersuchungen zu machen. Warum ist es denn so eilig? Ist sie Diabetikerin?" – „Nein! Ist sie nicht, aber sie verträgt es schlecht und bekommt Magenschmerzen, wenn sie zu lange nüchtern ist." – „Na gut, dann bringt sie in 5 Minuten. Ich nehme sie als nächste dran." – „Danke! Bis gleich."

Seite der anderen Berufsgruppen

Die Mitarbeiter der anderen Berufsgruppen kennen die Situation und den Ablauf auf Station in den seltensten Fällen. In Gesprächen wird geäußert, daß die Idee der Bezugspflege anerkannt und für wichtig befunden wird. Dennoch ist es schwierig für sie, diesen Ansatz in die Praxis umzusetzen, da sie den Patienten nicht ständig vor Augen haben und durch die rein funktionelle Arbeitsweise ihrer Disziplinen daran gehindert werden, ihn in seiner Ganzheit wahrzunehmen. Ein weiteres Charakteristikum ist, daß sie nur punktuell spezialisierte Teilfunktionen am Patienten ausführen. Diese eingeschränkte Sicht führt in der Praxis dann zu Problemen, wenn diese Mitarbeiter – ohne einen Überblick haben zu können – auf Behandlungs- oder Untersuchungszeiten bestehen, die nur aus ihrem Blickwinkel heraus stimmig sind.

Im Unterschied zum Arzt, mit dem noch relativ viel innerhalb der Station zusammengearbeitet wird, erweist es sich als schwieriger, Angehörige der anderen Berufsgruppen persönlich wahrzunehmen und kennenzulernen, da ihr Arbeitsbereich außerhalb der Station liegt. Sie kommen nur zu „Besuch" wie die Krankengymnastinnen, Diätassistentinnen und medizinisch-technischen Assistentinnen. Nur selten bringen Pflegende den Patienten zu Untersuchungen oder Behandlungen. Die Pflegenden kennen die Rahmenbedingungen, Tätigkeitsfelder und die Abläufe in den anderen Abteilungen ebensowenig. Naturgemäß fällt es immer schwer, den Patienten vom Mittagessen zur Röntgenuntersuchung zu fahren, auch wenn aus der Sicht des Patienten oder aus medizinischer Sicht die Untersuchung so bald wie möglich durchgeführt werden soll.

Noch schwieriger wird es, wenn es von seiten der Röntgenabteilung nicht anders zu gehen scheint. Doch auch hier fehlt uns oft die Kenntnis um die Gründe, die Arbeitsabläufe vor Ort, sonst könnten wir womöglich mehr Verständnis aufbringen. Zusätzlich zur fundierten Schilderung der Patientensituation erweist sich ein persönlicher Umgang als hilfreich. Dadurch wird es möglich, das Problem auf eine nicht emotionale Weise zu schildern und das Verständnis zu wecken, so daß der Patient selbstverständlich seine Mahlzeit beenden kann. Findet dann Austausch statt, wird dieser als positiv erlebt, und es werden zunehmend Informationen ausgetauscht, weil die Krankengymnastin beispielsweise bemerkt, wie sehr die Pflegende an den Geherfolgen oder an dem Zuwachs an Beweglichkeit des Beines sowie an anderen Beobachtungen, die ihren Bezugspatienten betreffen, interessiert ist. Leider beschränkt sich der Kontakt der Pflegenden zu den anderen Berufsgruppen oftmals auf telefonische Anmeldungen, die nicht selten mit Anmahnungen und Reibereien einhergehen.

Mögliche Probleme und deren Handhabung

Informelle Gespräche entstehen oft erst durch Konflikte:

Episode X:

Das Telefon im Stationszimmer läutet. Schwester Anna nimmt ab, und die Diätassistentin meldet sich: „Warum braucht denn Frau U. außer der Kraftbrühe mit Ei, die wir extra für sie machen müssen, auch noch Apfelmus mit Sahne? Das sind alles Extrabestellungen und viel Arbeit für uns. Zudem sind wir momentan nicht so gut besetzt. Außerdem ist das nicht die einzige Patientin, sondern es gibt auf Ihrer Station einfach zu viele Sonderwünsche. Wir können den nicht nachkommen." – „Bei Frau U. ist es deshalb wichtig, weil sie Krebs hat und nur noch auf wenige ausgefallene Dinge Appetit hat. Wir versuchen ja auch, einiges auf Station zu machen, etwa einen geriebenen Apfel – anderes haben wir halt nicht da. Das prinzipielle Problem, daß von uns zu viele Extras bestellt werden, möchte ich gerne im Team klären. Hätten Sie Zeit, morgen in die Übergabe zu kommen?" – „Ja, das könnte ich. Wir machen ja auch gerne, was nötig und begründet ist. Nur manchmal haben wir den Eindruck, es wird gedankenlos bestellt und angefordert. Also bis morgen." In der Teambesprechung am folgenden Tag finden sie einen Kompromiß in Form einer zeitweiligen Beschränkung von Extrawünschen.

Krankengymnasten und Masseure sind es nicht gewohnt, daß die Pflegenden einen Tagesplan für den Patienten erstellen, in dem sie feste Behandlungszeiten eintragen, an die sie sich zu halten haben, da sonst das Programm des Patienten entweder durcheinander gerät oder eine Behandlung nicht stattfinden kann, weil eine nachfolgende Aktivität bereits begonnen wurde. Sie sind zumeist gewohnt, dann vorbeizukommen, wenn es in ihren Ablauf paßt, und sehen zunächst schwer ein, warum das in der Bezugspflege nicht so bleiben kann. Dadurch entstehen falsche Erwartungen und Fehlplanungen, die ebenfalls durch

Informationsgespräche geklärt werden müssen. Durch das Problem an sich erfolgt ein Wachwerden für die Situation sowie Verständnis für die andere Seite. Dadurch daß man sich kennt und regelmäßig austauscht, wächst gegenseitiges Vertrauen. Das hier ebenfalls als Voraussetzung für eine Beziehungsaufnahme anzusehen ist.

Unter rein organisatorischen Gesichtspunkten kann die Schwierigkeit bestehen, den Weg bis zur zuständigen Bezugspflegenden zu finden, weil es ja die Stationsschwester nicht mehr gibt. Die Lösung wurde bereits aufgezeigt im Anbringen einer Plantafel, in der die namentliche Zuständigkeit der Pflegenden ersichtlich wird.

Der Lösungsansatz besteht darin, daß die Pflegenden als einzige Berufsgruppe, die immer am Patienten „dran" ist, die Prioritäten setzt und alle Maßnahmen koordiniert und plant. Dieser Vorgang kann kein einseitiger sein, da ja umgekehrt die Pflegenden die Abläufe und Prioritätensetzung bei Krankengymnasten und anderen auch nicht kennen; deshalb muß eine verbindliche Absprache von Untersuchungs- und Behandlungszeiten zwischen den Beteiligten erfolgen. Es geht dann nicht mehr um Differenzen, weil die Krankengymnastin den Patienten aktivieren und mobilisieren will und die Pflegende den Schwachen, Erschöpften in Ruhe lassen will, sondern beide sehen, daß das eine wie das andere Berechtigung hat und vom Patienten gewünscht und gebraucht wird.

Wir konnten beobachten, daß im Umgang mit den anderen Berufsgruppen sich die Geduld der Pflegenden um so mehr erschöpft, je weiter die Arbeit der Problemauslöser vom Patientenbett entfernt ist (Abb. 2).

Die Reihenfolge der Entfernung vom Patientenbett kann so aussehen (s. Abb. 2):

Pflegende → Arzt → Physiotherapeutin/andere Therapeuten → medizinisch-technische Assistentin → Sekretärin → Küchenmitarbeiterin → Haustechniker → Verwaltungsangestellte.

So wird die Nachfrage einer Mitarbeiterin der Verwaltung wegen eines undeutlich ausgefüllten Aufnahmeformulars weit eher als lästige Störung empfunden als die Bitte der Arztes, ihm bei einer Lumbalpunktion zu assistieren.

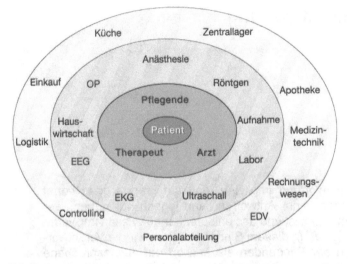

Abb. 2. Distanz der einzelnen Berufsgruppen im Krankenhaus zum Patienten

Wir erlebten es als hilfreich in diesen Situationen, auf die eigene Reaktion zu achten und sich solche Abläufe bewußt zu machen. Kognitiv ist es uns ganz klar, daß die Verwaltung die Krankenkasse des Patienten wissen muß. Uns jedoch kommen solche Fragen in einer komplexen Pflegesituation zweitrangig und nebensächlich vor; wenn wir es auch nicht aussprechen, so drückt unser Verhalten es zumeist aus. Indem wir die Haltung repräsentieren „die Funktionsbereiche müssen einfach funktionieren", degradieren wir unbewußt deren für die Patienten wichtige Arbeit.

Der interprofessionellen Zusammenarbeit kommt aber in der Bezugspflege große Bedeutung zu (s. auch Abschn. „Perspektiven durch Bezugspflege", S. 169). Als hilfreich erweist es sich, die Arbeitsabläufe und -bereiche gegenseitig kennenzulernen. Erst dann kann es gelingen, dem anderen persönliche Wertschätzung und Anerkennung für seine Tätigkeit entgegenzubringen und seinem Spezialistentum zu vertrauen.

Verantwortung

Verantwortung impliziert, daß auf Fragen geantwortet werden kann. Antworten kann jedoch nur geben, wer kompetent ist und das entsprechende Wissen zur Verfügung hat. In diesem Sinne verstehen wir die Verantwortung der Pflegenden als Antwort auf ausgesprochene und unausgesprochene Fragen des Patienten, seiner Angehörigen und der anderen, die am Patienten arbeiten. Um verantwortlich handeln zu können, muß man sich zukünftiges Handeln vorstellen, eine Situation überdenken sowie Abläufe vorausdenken können. Dies geschieht nicht nur im Dialog mit anderen, sondern oft im innerlichen Zwiegespräch, wo man sich selbst Rede und Antwort steht, um die Handlung vor sich selbst verantworten zu können. Ganz zentral scheint uns die Tatsache, daß Verantwortungsübernahme aus eigenem Wollen und innerer Freiheit entspringen muß. Sie unterscheidet sich dadurch von der Pflichterfüllung, die äußeren Zwängen gehorcht. Der Wandel in der Pflege, das neue Verständnis dessen, was Pflege ist, erfordert auch ein neues Verständnis von Verantwortung.

Aus der Episode I (S. 1) läßt sich die Arbeit der Pflegenden in bezug auf ihre Verantwortung wie folgt charakterisieren:

- Die Pflegende überlegt auf dem Weg zur Patientin, daß es heute so oft läute ... Im Zimmer fragt sie: „Was ist denn?"

Ihre Reaktion auf die Äußerung der Patientin ist: „Da muß ich erst nachsehen ...".
Sie fragt sich nicht nach dem Anliegen der Patientin und ist offensichtlich nicht über diese Patientin informiert.

● Nach der Rückkehr zur Patientin kennt sie ihren Handlungsspielraum immer noch nicht: „Da muß ich den Arzt fragen." *Das tut sie, obwohl sie weiß, daß dieser noch einige Zeit nicht zu erreichen sein wird.*

Demgegenüber kann man folgende Merkmale in der Episode II (S. 2) finden:

● Auf dem Weg zum Zimmer überlegt die Pflegende: „Ob Frau Müller immer noch Schmerzen hat?" Im Zimmer fragt sie: „Ist es noch nicht besser geworden, Frau Müller?" *Hier zeigt sich, daß die Pflegende bereits weiß, worum es sich handeln könne.*

● Sie fragt weiter nach: „Wo sind die Schmerzen denn zu lokalisieren?" *Durch das Nachfragen versucht sie, die Ursachen zu ergründen.*

● Als die Patientin ihre Schmerzen beschreibt, gibt sie zur Antwort: „Es ist möglich, daß die Spritze noch nicht voll wirkt." *Diese Antwort zeugt von ihrem Fachwissen.*

● „Gegen die Schmerzen vom Liegen reibe ich sie gleich ein und richte das Bett." *Sie handelt sofort, indem sie eine erleichternde pflegerische Maßnahme vornimmt.*

● Darüber hinaus bittet sie die Patientin, auf Urindrang zu achten, um weitere mögliche Ursachen des Schmerzes auszuschließen. *Sie kümmert sich über die aktuelle Situation hinaus um das Wohlbefinden der Patientin.*

● Sie verabschiedet sich, indem *sie signalisiert, daß der Vorgang für sie noch nicht abgeschlossen ist,* mit „... ich schaue später noch mal 'rein ...".

An diesen Beispielen läßt sich der unterschiedliche Grad von Verantwortlichkeit aufzeigen. Beeinflußt wird er offensichtlich von Faktoren wie:

- erworbenem Wissen,
- praktischen Fertigkeiten, die durch Berufsausübung zu Fähigkeiten werden,
- Erfahrungen, die im Berufsalltag gesammelt werden,
- die mit zunehmendem Lebensalter sich entwickelnde menschliche Reife der eigenen Persönlichkeit mit der Fähigkeit, sich von den eigenen Bedürfnissen zeitweise zu distanzieren, um erkennen zu können, was der andere braucht.

Verantwortungsübernahme

Die Auffassungen von Verantwortung unterscheiden sich individuell – ebenso der Stellenwert, den der einzelne Mensch ihr im Leben beimißt. So kann für den einen die Übernahme von Verantwortung zentral wichtig als *die* Motivationsfeder für seine Arbeit sein. Für den anderen ist Verantwortungsübernahme eng mit Vertrauen verknüpft, das der eine Mensch dem Verantwortungstragenden entgegenbringt. Für den Dritten kann durch Verantwortung ein Druck entstehen, dem er sich – ursprünglich zwar freiwillig übernommen – nun verpflichtet fühlt. Jonas spricht es so aus: „Der Freie nimmt die herrenlos wartende Verantwortung für sich in Anspruch und steht dann allerdings unter ihrem Anspruch ..." (1979, S. 183).

So stellt man sich mit seiner ganzen Persönlichkeit in einen Zusammenhang, steht zu seinem eigenen Handeln und trägt die Folgen, die daraus erwachsen.

Spontan befragt, wofür sie sich verantwortlich fühlen, sagen viele Menschen: „für meine Kinder" oder „für meine Gesundheit". Aber auch für den Partner, die Eltern, die Patienten auf Station, die Handlungsweise anderer Pflegender, das Verhalten der Deutschen, die Umweltverschmutzung, klimatische Veränderungen ...

Universelle Verantwortung

Die universelle Verantwortung steht im Zusammenhang mit der Menschheit und der Umwelt. Es wird deutlich, daß sich viele Beispiele finden lassen, für die wir uns im engeren wie im weiteren Sinne verantwortlich fühlen, auch ohne direkt daran beteiligt zu sein. Daraus wird ersichtlich, daß der Mensch sich weit über seinen direkten Umkreis hinaus verantwortlich fühlen kann für die Bedingungen und für die Welt, in der er lebt.

Wir alle kennen die Situation im Urlaub, wo wir uns für das auffällige rüpelhafte Benehmen anderer Deutscher mitverantwortlich fühlen.

Verantwortung bezieht sich auf Umstände, die durch menschliches Handeln beeinflußbar sind: Unangenehme Situationen, die durch unverantwortliches oder nachlässiges Handeln entstanden sind, können durch verantwortungsvolle, situationsgerechte Taten verbessert werden. In dem oben angeführten Beispiel kann das dadurch geschehen, daß wir selbst uns im Gegensatz dazu situativ bewußt den Gastgebern gegenüber respektvoll und den Landessitten angemessen verhalten.

Das verantwortungslose, unverantwortliche Handeln eines einzelnen kann einen großen Umkreis betreffen, so wenn jemand Schadstoffe in ein Gewässer einleitet, das auch der Trinkwasserversorgung dient.

Praktisch wird die Bedeutung von Verantwortung darin bestehen, die Verantwortung für das eigene Handeln mit der für die Welt zu vereinigen.

Konkret geschieht diese verantwortungsvolle Tat allerorts, wo man Mißständen begegnet und versucht, ihnen unmittelbar Abhilfe zu schaffen. Die Maxime der Verantwortung heißt: besseres bzw. gutes Leben zu ermöglichen und mit zu verwirklichen. Wie nahe dieser Ansatz den Intentionen der Pflegenden kommt, die „Menschen helfen wollen", wird an dieser Stelle deutlich.

Dennoch ist es ein nicht zu erreichendes Ziel, im Zusammenhang mit universeller Verantwortung allerorts helfend einzugreifen. Das muß unrealistisch bleiben und zu Enttäuschung und Frustration führen, weil diese Ansprüche nicht zu erfüllen sind. Daher wird diese universelle Verantwortung zwischen Staatengemeinschaften, Einzelstaaten, Regionen und Gemeinden in verschiedene Sachaufgaben und Zuständigkeiten verteilt, die wiederum von Menschen wahrgenommen werden. Diese Zuständigkeiten werden durch Normen geregelt und als Rollen verteilt. Somit wird subjektive Verantwortung zunächst von den Sachaufgaben bestimmt, vermeintlich als Verantwortung für eine Sache empfunden, die sich aber tatsächlich nur auf konkrete Personen bezieht. Auf unser Beispiel bezogen ist die Sachaufgabe der Umweltschutz. Die konkrete Verantwortung jedoch richtet sich auf die Gesundheit der Menschen, die von dem Trinkwasser leben.

Sachgebundene Verantwortung

Stellen Sie sich vor, jemand bekommt ein mit Geschirr vollbeladenes Tablett in die Hand gedrückt und befindet sich auf einem langen Flur ohne jegliche Abstellmöglichkeit. Nun ist er situativ für dieses Tablett verantwortlich, obwohl er gar nichts damit zu tun haben muß. Es ist anzunehmen, daß er bestimmt heilfroh wäre, wenn er die Bürde schnellstmöglich wieder loswerden könnte, indem er sie an den nächstbesten zuständig Erscheinenden übergibt.

Dieser, in der Soziologie *situationelle Verantwortung* genannte Vorgang zeigt doch Parallelen zu Konstellationen im Pflegealltag:

Man bekommt bei der Schichtübergabe doch auch so ein „volles Tablett" in die Hand gedrückt. Man ist dann situationsgebunden für die ganze Station verantwortlich. Es ist leicht nachvollziehbar, daß dieses Gefühl belastend sein kann.

Viele Angehörige unseres Berufsstandes fühlen sich durch diese Verantwortung für „eine ganze Station" überfordert. Fälschlicherweise wird dadurch im Sprachgebrauch die Verantwortung für 40 Menschen, für die man zuständig ist, versachlicht.

Bei genauerem Hinsehen stellt man leicht fest, daß es eine sachbezogene Verantwortung nicht geben kann, denn jede Sache dient einem Menschen oder einer menschlichen Gemeinschaft wie einem Krankenhaus. Hinter jeder Sache steht ein Mensch oder eine Gemeinschaft aus Menschen, dem sie „teuer" ist, der sie braucht. Auch das Geschirr gehört jemanden, der es braucht und für den es einen Wert hat. Somit kann im Zusammenhang mit Verantwortung eigentlich nicht sachlich gesprochen werden. Geschieht es dennoch, impliziert es oftmals, daß derjenige nicht die volle Verantwortung übernehmen kann oder will, jedenfalls nicht bis zur letzten Konsequenz: „Wenn der mir das Tablett in die Hand drückt und ich gar nicht zuständig bin, kann ich das Tablett ja auch fallen lassen!" Verantwortung übernehmen hieße hier aber, das Tablett zumindest auf dem nächstbesten Tisch abzustellen.

Wenn vermeintlich „für die Station" Verantwortung übernommen wird, drückt man damit aus, daß man zwar bereit ist, für die „Sache" Verantwortung zu übernehmen, jedoch nicht für die Menschen, um die es eigentlich geht; die personale Verantwortung für den Mitmenschen wird weder gesehen noch akzeptiert. Unbewußt wird man aber immer spüren, daß es um mehr geht als um „die Station", nämlich um die Patienten. Solange man jedoch innerlich nicht bereit oder in der Lage ist, die volle Verantwortung für die Patienten zu übernehmen, muß diese ein Zuviel sein, muß als Belastung und Druck empfunden werden, als etwas, dem man nicht gewachsen ist.

Unter diesen Umständen werden auch Sie erleichtert sein, das vollbeladene „Tablett" mit den 40 Patienten darauf einigermaßen unbeschädigt durch die Schicht balanciert zu haben und es den Nachfolgern in die Hand drücken zu können. Zum Glück sind keine gravierenden Pflegeschäden entstanden, keine Knochenbrüche durch Sturz vom „Tablett" bzw. Bett und ähnliche unangenehme Folgen, die die Verantwortlichkeit im juristischen Sinne deutlich machen.

Ein weiteres Indiz sachbezogener Verantwortlichkeit findet sich darin, daß im juristischen Zusammenhang von „sich rechtfertigen" gesprochen wird. Es geht aber nicht darum, sich vor dem Richter oder jedwedem Dritten (Arzt, Staat, Gott ...) zu verantworten, sondern gegenüber dem anderen Menschen.

> Deshalb ist es das eigentliche Anliegen, den Patienten vor
> Schäden zu bewahren und nicht sich vor juristischen An-
> klagen abzusichern, um damit vermeintlich der Verantwor-
> tung Genüge zu tun, wohin viele Bestrebungen in der
> Pflege und deren Dokumentation abzielen. Natürlich kann
> eine sachliche, nachvollziehbare Pflegedokumentation
> auch juristischen Zwecken dienen, wozu sie allemal bes-
> ser wäre als die vielfach noch übliche Zettelwirtschaft.
> Doch es kann nicht der primäre oder gar einzige Grund für
> ihr Zustandekommen sein.
>
> In diesem Sinne kann man tatsächlich nicht von einer
> sachbezogenen, sondern nur von einer personalen Ver-
> antwortung sprechen, die es anzunehmen gilt.

Der Sachverhalt liegt anders, wenn verantwortliches Handeln
verlangt wird in bezug auf Zusammenhänge, die nicht bekannt
sind und nicht durchschaut werden können. In diesem Moment
kann man zu Recht die Verantwortung nicht übernehmen, weil
man nicht über die entsprechende Ausbildung und das Wissen
verfügt. Wenn also andere Berufsgruppen Tätigkeiten an uns
delegieren, dann kann es aus besagten Gründen zur Überforderung kommen. Diese Verantwortung ist nicht freiwillig zu übernehmen, sondern man ist *ungewollt* dafür verantwortlich.

> Verantwortung hat also viel mit der beruflichen Kompetenz
> zu tun. Erkennt man, daß für Situationen die Verantwor-
> tung aus oben genannten Gründen nicht übernommen
> werden kann, muß sie bewußt zurückgegeben an den Arzt
> oder die Krankengymnastin. Im eigenen beruflichen Kom-
> petenzbereich gilt es dafür vermehrt, verantwortungsvoll
> zu handeln. Unterläßt man bestimmte Maßnahmen wider
> besseres Wissen, handelt man verantwortungslos.

Fehlende Möglichkeit zur Verantwortungsübernahme

Andererseits sind Äußerungen von Pflegenden bekannt, die
Möglichkeiten zur echten Verantwortungsübernahme im Pflege-

beruf vermissen. Sie wünschen sich mehr Eigenständigkeit im pflegerischen Handeln. Dieses Manko an Verantwortlichkeit ist auch Ergebnis einer Schweizer Studie, die von Güntert et al. durchgeführt wurde, um Aufschluß über die Berufszufriedenheit zu geben.

Diese Pflegenden vermissen eigene Zuständigkeit und sehen ihr Tätigkeitsfeld zu eng mit dem ärztlichen verbunden. Sie empfinden den ganzen Berufsstand als zu abhängig von den Ärzten und fühlen sich deshalb als „medizinisches Hilfspersonal" oder „Handlanger" des Arztes. Die Gebiete, auf denen die Pflegenden in jedem Fall aktiv Verantwortung übernehmen können, erscheinen zwar noch nicht klar ersichtlich. Aufgrund der täglichen Praxis fordern sie jedoch die selbständige und eigenverantwortliche Ausführung von Pflegehandlungen ohne ständige Rückversicherung beim Arzt.

Persönliche Verantwortung

Beide Defizitempfindungen bedingen Unzufriedenheit der Pflegenden oder sogar „Aussteigen" aus dem Beruf. Wir meinen, daß in beiden Fällen – sowohl beim Empfinden von zuviel als auch bei dem von zuwenig Verantwortung – letztere nicht wirklich angenommen wird. Dabei scheint gerade die Akzeptanz von Verantworung in diesem Zusammenhang das Ursächliche zu sein. Auch hier gilt: jede einzelne muß für sich die Entscheidung treffen, sich der Verantworung zu stellen, Verantwortung anzunehmen und in eine verantwortliche Beziehung zu treten. Hierin besteht der Unterschied zur sachbezogenen Verantwortung.

> Personale Verantwortung bezieht sich auf das eigene Handeln, zu dem der Mensch sich bekennt und bereit ist, mögliche Folgen zu tragen. Hoffmeister definiert Verantwortung als „das Aufsichnehmen der Folgen des eigenen Tuns, zu dem der Mensch als sittliche Person sich innerlich genötigt fühlt, da er sie sich selbst, seinem eigenen freien Willensentschluß zurechnen muß".

Doch Verantwortung steht auch im sozialen Kontext und hat immer personale Bedeutung. In der unmittelbaren Begegnung von Mensch zu Mensch erwächst Verantwortung für den Nächsten. In der Beziehung zweier Menschen am unmittelbaren Ich-Du-Verhältnis läßt sich Verantwortung am tiefsten realisieren. Der dialogische Charakter von Ver*antwortung* weist darauf hin, daß wir auf Fragen antworten, die ein anderer stellt. Dies kann als ein Miteinander-Kommunizieren bezeichnet werden. In diesem Austausch sind wir füreinander da. Dieses Füreinander kann zur höchsten Verbindlichkeit führen. In ihr muß alle Für*sorge* gipfeln, um nicht Bevormundung, Machtausübung und Unfreiheit nach sich zu ziehen, zumal jeder Partner seine Eigenverantwortung beibehält. Er muß sie kennen und tragen, denn Eigenverantwortlichkeit kann nicht abgegeben werden, auch nicht von einem Patienten im Krankenhaus.

Verantwortung und Pflicht

Gerade im Pflegeberuf wird sehr häufig an das Pflichtgefühl der einzelnen appelliert unter der Prämisse: „Es geht um das Wohl der Patienten." Wir selber haben diese Pflichterfüllung oftmals tief verinnerlicht und richten unsere beruflichen Ansprüche danach. Oft können wir uns der Verpflichtung nicht entziehen, indem wir noch einen Patienten aufnehmen, selbst wenn die Station schon voll belegt ist, oder einem Patienten ein Anliegen erfüllen, obwohl wir eigentlich schon Dienstschluß hätten. Pflegende fühlen sich verpflichtet, dem Nächsten zu helfen und eigene Interessen zurückzustellen, immer nett und verständnisvoll zu sein. Aber auch Pflegehandlungen können zur reinen Pflichterfüllung werden!

Mit Pflicht wird eine Reglementierung von außen verbunden bis hin zu moralischem oder gesellschaftlichem Druck. Das geht einher mit Unterdrückung des eigenen Willens, mit Unfreiheit, bis hin zu Befehlen und Zwang. Damit wird deutlich, daß Pflichterfüllung nicht unserem freien Willensentschluß entspringt. Die negative Färbung des Begriffes „Pflicht" ist aus dem Umgang, nicht aber aus der ursprünglichen Wortbedeutung zu erklären. Diese bedeutete weder inneren moralischen noch äußeren gesellschaftlichen Zwang sondern vielmehr, daß sich der Mensch in Einklang befindet mit „höheren Gesetzen" wie der Vernunft, dem Kosmos oder dem Willen Gottes.

Das Substantiv *Pflicht* geht aus dem Verb *pflegen* hervor mit der synonymen Bedeutung „für etwas einstehen". Interessanterweise deckt sich „für etwas einstehen" mit der Definition für *Verantwortung*. In Grimms Wörterbuch wird beschrieben, wie die Verantwortung als relativ neues Grundwort der Sprache angesehen werden kann, das im allgemeinen sittlichen Bewußtsein den Begriff der Pflicht ablöst. Die Verantwortung wird darin im Gegensatz zur Pflicht als in der Freiheit des Menschen begründet dargestellt, der mit seiner ganzen Persönlichkeit für sein Handeln einsteht. Die Übereinstimmung der Definitionen von *pflegen – Pflicht – Verantwortung* kann als ein Beweis für den untrennbaren Zusammenhang von Verantwortung und Pflege angesehen werden.

Und tatsächlich spielt für viele Pflegende im Gespräch über ihren Beruf die Verantwortung eine Hauptrolle. Man könnte auch sagen, sie haben ein unmittelbares Gespür für diesen Zusammenhang. Dabei beinhaltet ein pfleglicher Umgang, gleich ob auf Lebewesen oder Materialien bezogen, immer die Verantwortung dafür. Im eigentlichen Sinne ist Verantwortung jedoch erst für Lebendiges möglich, da es der Fürsorge bedarf und vor Bedrohung geschützt werden muß.

Aus der Grundbedeutung von „pflegen" entwickelten sich im späteren Sprachgebrauch zwei unterschiedliche Prägungen:

● für etwas sorgen, betreuen, hegen,
● sich mit etwas abgeben, gewohnt sein, Gepflogenheit = Gewohnheit.

Darin liegen zwei wesentliche Bestandteile der Pflege verborgen.

Sowohl Für*sorge* für hilfsbedürftige Menschen klingt an als auch die guten Gewohnheiten die – zu praktischen Fähigkeiten geworden – zu gesunder Routine führen. Diese schaffen im

Umgang mit anderen Menschen eine Vertrauensbasis als Grundlage für eine Beziehung:

Pflegen → Pflicht → Verantwortung → Vertrauen → Beziehung.

Verantwortung – Vertrauen

Spontan entwickeln wir Verantwortung gegenüber Menschen, die momentan schwächer und hilfsbedürftiger sind und deshalb Unterstützung benötigen. Besonders die Begegnung mit Kleinkindern, Schwerkranken, Behinderten, Hilflosen und Armen löst solche Verantwortungsgefühle aus. Ob es Verantwortung zwischen völlig Ebenbürtigen gibt, ist nach Jonas nicht ganz klar. Wahrscheinlicher ist, daß Verantwortung erst dann zum Tragen kommt, wenn der andere Hilfe braucht.

Meist nonverbal drückt dieser sein Vertrauen gegenüber dem Hilfeleistenden aus. In dem in der Episode II geschilderten Beispiel (s. S. 2) kann in dem Ergreifen der Hand ein Vertrauensbeweis seitens der Patientin erkannt werden. Darüber hinaus wird der Vertrauensbeweis, wenn auch selten, ausgesprochen: „Schwester, Sie wissen, was jetzt für mich gut ist."

Im Erblicken eines Hilflosen wird das Verantwortungsgefühl angesprochen, und es wird spontan handelnd eingegriffen. Durch diese Handlung kann der Hilfesuchende Vertrauen fassen und dieses Vertrauen zeigen. Denn innerlich akzeptierte Verantwortung wirkt wiederum vertrauensfördernd auf den Hilflosen.

Es besteht also eine Wechselwirkung zwischen der innerlich akzeptierten Verantwortung seitens der Pflegenden und dem Vertrauen, welches der Patient ihr entgegenbringt.

Im Verlaufe der Pflege machen sich zwei Fremde – Patient und Pflegende – miteinander vertraut: Dieses Phänomen drückt Saint-Exupéry in seinem *Kleinen Prinzen* aus: „Du bist zeitlebens für das verantwortlich, was du dir vertraut gemacht hast. Du bist für deine Rose verantwortlich."

Ob es wirklich zeitlebens ist? Zumindest sind sicherlich jedem Situationen bekannt, in denen er sich verantwortlich mit etwas verbunden hat, wenn zum Beispiel eine Gemeindeschwester, die eine Sozialstation mit aufgebaut hat und die sich weiterhin für diese Institution verantwortlich fühlt, auch wenn sie bereits nicht mehr dort arbeitet.

Pflegende tragen wie alle Menschen Verantwortung für etwas, mit dem sie sich verbinden wie ihr Beruf, was ihnen wichtig ist wie die eigene Gesundheit oder das, was sie lieben wie ihre nächsten Angehörigen. Sie übernehmen Verantwortung stellvertretend für einen Menschen, der im Moment nicht selbst entscheiden kann, wie für einen hochfiebernden Patienten. Sie stehen in der Verantwortung, indem sie einen Aufgabenbereich eigenverantwortlich übernehmen, indem sie sich mit ihm identifizieren und sich die Aufgaben zu eigen machen. Auf der beruflichen Ebene ist das oftmals mit einer bestimmten Funktion oder sozialen Stellung verbunden.

Zum einen wird die Verantwortungsübernahme von einer Menschengruppe an einzelne herangetragen bzw. von ihnen gefordert. Voraussetzung ist jedoch auch hier, daß die Gemeinschaft diesem Menschen entsprechende Fähigkeiten zutraut und ihm für eine Leitungsposition Vertrauen entgegenbringt oder ausspricht. Daraus kann gefolgert werden, daß auch auf diesem Gebiet eine Wechselwirkung von Verantwortungsübernahme und Vertrauen besteht.

Auch hier ist die innere Bereitschaft Voraussetzung, die Verantwortung übernehmen zu *wollen*. Denn letztendlich ist jeder damit auf sich selbst gestellt, weil es eine Gruppenverantwortung nicht geben kann. Das entspricht einer Tatsache, die immer wieder beobachtet werden kann: Wenn alle in einer Gruppe die Verantwortung übernehmen, trägt sie keiner persönlich, und es bedarf immer der Einzelinitiative, damit ein Gruppenbeschluß tatsächlich umgesetzt wird.

Es besteht häufig ein Zusammenhang zwischen dem Grad der Verantwortungsübernahme und der sozialen Stellung. Mit Hesse gesprochen: „Wer höher steigt und größere Aufgaben bekommt, wird nicht freier, er wird nur immer verantwortlicher."

Verantwortungsübernahme wird fälschlicherweise oftmals mit Machtausübung gleichgesetzt. Natürlich läßt sich nicht leugnen, daß die Gruppen- oder Stationsleitung mehr Verantwortung zu tragen hat als ihre Kolleginnen und die Pflegedienstleitung für weitere Verantwortungsbereiche zuständig ist. Mit der Zunahme an Verantwortung in hierarchischen Strukturen geht auch tatsächlich ein Zuwachs an persönlicher Macht einher.

Bezugspflege und andere Pflegeorganisationen

Üblicherweise wird in der Fachliteratur zwischen Funktions-, Gruppen-, Zimmer-, Bereichspflege, Primary Nursing und Bezugspflege unterschieden. Unserer Meinung nach lassen diese sich auf zwei grundsätzlich zu unterscheidende Organisationsformen reduzieren: einerseits die *funktionelle* Organisationsform mit der traditionellen Funktionspflege und andererseits *patientenorientierte* Organisationsformen, zu denen alle anderen aufgezählten zu rechnen sind, die sich dann nur in ihrer konkreten Ausführung unterscheiden.

Im folgenden wollen wir zunächst die unterschiedlichen Organisationsprinzipien zur Darstellung bringen. Im weiteren sollen durch den damit möglichen Vergleich zwischen Bezugspflege und anderen Pflegesystemen die Unterschiede in der Arbeitsweise für die Pflegepraxis deutlich werden. Darüber hinaus interessiert uns die Frage, ob es außer Unterschieden auch Übereinstimmungen, Überschneidungen oder Möglichkeiten der Kombination von Einzelelementen der unterschiedlichen Organisationsformen gibt.

> Sämtliche Pflegesysteme allein, wie auch das Bezugs-
> pflegesystem selbst, sind weder eine Gewähr für das
> Praktizieren von patientenorientierter, ganzheitlicher
> Arbeitsweise noch für hohe Pflegequalität.
> Die patientenorientierten Pflegesysteme stellen gegen-
> über der Funktionspflege die Grundvoraussetzung für
> diese Arbeitsweise dar. Sie bieten zwar einen Rahmen,
> der jedoch von den Pflegenden einer Station selbst mit
> Inhalt – patientenorientierte, ganzheitliche Arbeits-
> weise – gefüllt werden muß. Denn auch in diesen Orga-
> nisationsformen ist es möglich, funktionell zu arbeiten.
> Die Einführung einer neuen Organisationsform bietet
> ebenfalls noch keine Gewähr für eine bessere Pflege-
> qualität! Diese Form muß über Motivation und Haltung
> sowie den Zuwachs an Kenntnissen und Fähigkeiten
> seitens der einzelnen Pflegenden gefüllt werden.

Wegen der Ähnlichkeit von Gruppen-, Zimmer- und Bereichspflege einerseits und Primary Nursing mit Bezugspflege
andererseits werden die ersteren drei gemeinsam beschrieben
und Primary Nursing anschließend dargestellt.

Funktionspflege

Dieses Pflegesystem, das als längst überholt gilt, ist geprägt von
der Aufteilung gesamtpflegerischer Arbeit in Einzeltätigkeiten,
welche von einer Pflegenden bei allen Patienten auf der Station
durchgeführt werden.

Diese Arbeitsteiligkeit findet man als Prinzip in der Indu-
strie, wo sie der Rationalisierung der Arbeit dient. Ein Kennzei-
chen ist die Spezialisierung – weitgehend ungelernter Arbeitskräfte – auf einen Teilbereich, im Extremfall nur einen Hand-
griff, eines komplexeren Gesamtarbeitsvorganges.

Dadurch kommt es zu geübter und routinierter Ausführung
sowie vermeintlich guter und schneller Ausführung der Einzel-

tätigkeit. Dies soll zu reibungslosem Funktionieren der Arbeits-
abläufe führen. Das vermeintliche Einsparen von Zeit und die
Einsatzmöglichkeit angelernter Arbeitskräfte steht bei dieser
Arbeitsform an oberster Stelle.

Elkeles widerlegt in seiner Kritik der Funktionspflege diese
Annahmen. Er führt zum einen die zeitökonomischen Nachteile
auf, die durch lange und mehrfach zurückgelegte Wege entstehen, durch Wartezeiten, wenn zwei Pflegende an einem Patienten gleichzeitig tätig werden wollen, und durch den hohen Koordinationsaufwand für die Organisation der einzelnen Pflegemaßnahmen. Zum anderen beschreibt er eine hohe Fehlerquote in
der Ausführung durch Weglassen von Maßnahmen in der Annahme, sie seien bereits durch eine andere Pflegende ausgeführt, doppelte Ausführungen in der Annahme, sie seien noch
nicht gemacht worden, und dadurch, daß Patienten schlichtweg
verwechselt werden.

Durch immer wiederkehrende Pflegebehandlungen erhält die
Pflege gleichförmigen Charakter, die im übertragenen Sinne als
„Fließbandpflege" beschrieben werden kann. Die Möglichkeit,
Zusammenhänge zu erfassen, kann nicht gegeben sein, wenn die
Pflegende oder die Hilfskraft als Teil einer „Kolonne" bei 30
Patienten Fieberthermometer austeilt, während die nächste zum
Blutdruckmessen und die übernächste zum Einsammeln der
Thermometer durchgeht. Noch stärker spürbar wird das Manko,
Zusammenhänge zu erfassen, bei grundpflegerischen Tätigkeiten wie dem Lagern und Mobilisieren von Patienten. Eine Pflegende, die einen Patienten tagtäglich mobilisiert, kann zwar differenziert den Fortschritt bei seinen Gehversuchen beschreiben,
da aber eine andere Pflegende für die Verbandwechsel zuständig ist, fehlen der ersteren die eigenen Beobachtungen zur
sekundären Wundheilung der operativ versorgten Fraktur. Auch
der Informationsaustausch zwischen den beiden kann die Wahr-
nehmung jeder einzelnen nicht ersetzen und dazu führen, daß
die erstere keine plausible Erklärung für die schlechtere Beweglichkeit des Beines finden kann. Deshalb kann sie aus mangeln-
dem Überblick kaum umfassende und situativ angepaßte Maßnahmen ableiten und ergreifen.

So wie die Arbeitsteilung auf der einen Seite zu fehlendem Überblick führt, entsteht durch die Gleichförmigkeit der Routine ein eingeschränkter Spielraum für eigenverantwortliches Arbeiten. Wenn bei der „Verbandwechselrunde" ein Patient äußert, daß er jetzt gerne einige Schritte gehen möchte, so kann das durchaus dazu führen, daß der eigene Zeitfahrplan für die weiteren Verbandwechsel, von dem wiederum die anderen Patienten abhängig sind, zu sehr in Verzug gerät und deshalb in aller Regel dieser Wunsch abgeschlagen werden muß – mit dem Hinweis, daß die Kolleginnen, die für die Mobilisierung zuständig sind, ja bald kämen.

Die Pflegende arbeitet in der traditionellen Funktionspflege weisungsgebunden auf Anordnung der Stationsleitung und ist als Ausführende in dem, was sie gelernt und was sie sich angeeignet hat, eigentlich unterfordert. Aber auch in der „modernen" Funktionspflege, in der die Pflegenden die Aufgabenverteilung per Gruppenbeschluß selbst vornehmen, ist das Ergebnis kein anderes. Meist werden die als einfach angesehenen Arbeiten wie Grundpflege und Hausarbeit und zumeist auch ein Gutteil der speziellen Pflege delegiert oder verteilt, für die jeweils Ausführungsverantwortung übernommen wird.

Das Phänomen der Unterforderung in Verbindung mit den Konsequenzen arbeitsteiliger Einseitigkeit scheint der Tatsache zu widersprechen, aber Funktionspflege ist noch immer die vorwiegend praktizierte Pflegeform.

Nicht selten entsteht Unzufriedenheit über diese arbeitsteilige Einseitigkeit; sie äußert sich in unbefriedigend erlebter Pflege, weil sich das Gefühl einstellt, den Patienten nicht wirklich geholfen zu haben. Viele Pflegende beschreiben, daß sie gerade diese Situationen, in denen sie Patientenbedürfnissen und -wünschen aus Organisationsgründen nicht nachkommen können, als einen Grund ihrer Berufsunzufriedenheit betrachten. In diesem Falle wäre der Wunsch nach Beziehung durch die Arbeitsweise verunmöglicht.

Uns drängt sich jedoch der Verdacht auf, daß die tiefere Ursache dafür, daß Pflegende gerne funktionell arbeiten, in deren Angst vor Beziehung zu suchen ist.

In dem Moment, wo die Pflegenden sich – aus welchen Gründen auch immer – der Verbindlichkeit einer Beziehung entziehen wollen, ist funktionelles Arbeiten „hilfreich"; es bietet zudem den Vorteil, unverbindlich, bekannt und vertraut zu sein. Durch die primär kurzen Patientenkontakte während der jeweiligen Einzelhandlung und durch die oben beschriebenen Möglichkeiten, längere Patientenkontakte, die für eine Beziehungsaufnahme Voraussetzung sind, zu vermeiden, können die Pflegenden sich den psychischen und geistigen Bedürfnissen der Patienten entziehen. Nicht selten kann man eine Flucht in rituelle Abläufe der Funktionspflege beobachten. Durch das Festhalten an gewohnten Handlungen bewegen sich die Pflegenden auf bekanntem Terrain und haben dadurch ein Gefühl der Sicherheit. Es sollte nicht verkannt werden, daß diese Einstellung durchaus auch zur Berufszufriedenheit führen kann. Man könnte deshalb zu dem Schluß kommen, daß beziehungsfähige Pflegende in der Funktionspflege berufsunzufrieden werden, während beziehungsunfähige Pflegende Berufszufriedenheit erleben.

Es kann aber auch beobachtet werden, daß Pflegende, die im funktionellen Pflegen auf Distanz zum Patienten gehen und die gezwungen sind, ihre Gefühle im Umgang mit Patienten zu unterdrücken, unangemessen reagieren. Sie legen mangelnde Sensibilität gegenüber den Patienten an den Tag, wenn sie die volle Deckenbeleuchtung zum Wecken einschalten, sarkastische Äußerungen tun: „Die nervige Galle von Zimmer 12 habe ich gerade abgeschlossen!" und burschikos auftreten: „Na, jetzt man flott aus den Federn!" Diese Verhaltensweisen werden dem Patientenbedürfnis nicht gerecht.

Man kann also von einem Widerspruch zwischen auftretender Berufszufriedenheit bei bestimmten Pflegenden und Patientenzufriedenheit innerhalb der Funktionspflege sprechen.

> Der Begriff der Funktionspflege weist auf eine sächliche Orientierung hin, welche in erster Linie im Versorgen der physischen Bedürfnisse der Patienten ihren Ausdruck findet. Seelische und geistige Bedürfnisse spielen dabei nur eine untergeordnete Rolle und kommen nicht zum Tragen.

> Der fachlich unterforderten Pflegenden steht die organi-
> sierende und koordinierende *Stationsleitung* im Funk-
> tionspflegesystem gegenüber. Ihr wird ein Höchstmaß an
> persönlichen und beruflichen Fähigkeiten abverlangt, die
> nicht nur subjektiv zur Überforderung führen können. Bei
> ihr laufen sämtliche Fäden zusammen, und sie verfügt im
> Idealfall über den kompletten Überblick und hat ein gutes
> Organisationstalent sowie soziale Fähigkeiten.

Eine gute Stationsschwester weiß tatsächlich, wann der Neffe
von Frau X kommt, wo die Zahnprothese von Frau Y ist und
wie Herr Z heute Nacht geschlafen hat. Aber kann es wirklich
gelingen, daß sie die individuelle Problematik von 30 Patienten
wahrnimmt? Auch die ideale Stationsschwester kann nicht zu
allen Patienten der Station in Beziehung treten, da sie in den
seltensten Fällen direkt am Patienten tätig ist. Vielmehr ist sie
mit Organisations- und Verwaltungstätigkeit, der Visitenbegleitung und -ausarbeitung sowie gezielter Behandlungspflege bei
schwierigen Maßnahmen, voll beschäftigt. Sie fühlt sich dem
Arzt gegenüber verantwortlich, daß alle Anordnungen, die von
ihm getroffen wurden, zuverlässig und ordnungsgemäß ausgeführt werden. Sie ist zentrale Ansprechpartnerin für ihn und für
Angehörige, Physiotherapeuten, Verwaltungsmitarbeiter usw. Es
wird von ihr erwartet, daß sie auch darauf Antwort geben kann,
wie die Wunde von Frau N aussieht und wie weit Herr O sich
bereits mobilisieren läßt. Wie fundiert können ihre Antworten
sein, ohne daß sie selbst die Wunde versorgt und Herrn O
mobilisiert hat, sondern davon nur aus den Berichten der anderen Pflegenden weiß?
  Neben der Anzahl der Patienten, über die sie einfach nicht
aus eigener Erfahrung informiert sein kann, sehen wir ein weiteres Problem in der Verquickung der von ihr geforderten patientennahen pflegerischen und patientenfernen organisatorischen
Aufgaben. Es ist unschwer vorstellbar, daß die Vermischung von
patientenbezogenen und organisatorischen Aufgaben zur Vernachlässigung entweder der einen oder der anderen Aufgabe
führt.

Im Funktionspflegesystem erlebt der Patient sehr viel *Un-ruhe* durch viele unkoordinierte Einzelpflegemaßnahmen, die ab einem bestimmten Punkt als Störungen empfunden werden und seinem Ruhebedürfnis nicht Rechnung tragen.
Durch die Funktionalisierung der Pflege wird er zum Objekt degradiert und spürt auch, daß er nur als „Galle" von Zimmer 12 versorgt wird.
Er wird mit vielen verschiedenen Pflegenden konfrontiert; die Begegnungen bleiben meist jedoch unpersönlich, wenn nicht gar oberflächlich anonym und von Zeitmangel geprägt. Er weiß nicht, wer für ihn zuständig ist und fühlt sich und seine Bedürfnisse nicht genügend wahrgenommen. Die fehlende Kontinuität und die wechselnden Ansprechpartner führen zur Verunsicherung. Je nach Abstimmung der Pflegenden und Hilfskräfte untereinander werden die Aussagen, die gegeben werden, individuell variieren, sich auch widersprechen; der Patient wird geneigt sein, der ihm vertrautesten Pflegenden Glauben zu schenken.

Vergleich Funktionspflege – Bezugspflege

Es geht uns nicht um Schwarzweißmalerei: hier die schlechte Funktionspflege – dort die gute Bezugspflege. Selbstverständlich können auch im Funktionspflegesystem Beziehungen von Pflegenden zu Patienten gesucht und geknüpft werden. Da das Funktionspflegesystem keine Kontinuität und statt der individuell ganzheitlichen Betrachtungsweise hauptsächlich Teilaspekte und sachliche Bezüge zuläßt, ist es sehr viel schwieriger – von Ausnahmefällen abgesehen – eine Beziehung aufzubauen und sie zu pflegen. Ohne kontinuierliches Arbeiten mit einem Patienten kann sich die Pflegende keinen Gesamtüberblick über seine Situation verschaffen und deshalb auch keine gezielten Beobachtungen machen, um die richtigen Maßnahmen davon abzuleiten. Dies würde eine volle Verantwortungsübernahme voraussetzen, die in der Funktionspflege nicht gewährleistet ist, da sie auf die Ausführung von Anordnungen beschränkt bleibt. Die Pflegende befindet sich in erster Linie in sachbezogenen Zwängen und ist eher damit beschäftigt zu überlegen, was sie noch alles erledigen muß, wie viele Male sie noch Blutdruck messen muß und ob sie es schafft, mit dem Durchbetten noch fertig zu werden, bevor das Frühstück auszuteilen ist. Alles Tätigkeiten, die losgelöst vom Patienten erscheinen und für die zutrifft, was über sachliche Verantwortung ausgeführt wurde. Es wird ersichtlich, daß die pflegerische Arbeit, ihrem Ursprung nach eine Gesamtheit darstellend, zerrissen und verunmöglicht wird.

> Im Gegensatz zur funktionellen Arbeitsweise kann im Bezugspflegesystem patientenorientiert gearbeitet werden. Der Patient kann in der Ganzheit von Leib, Seele und Geist erfaßt und berücksichtigt werden. Statt der Durchführung von Einzelmaßnahmen, deren Zusammenhang von keinem der Beteiligten in ihrer Einseitigkeit und Begrenzung erkannt werden kann, wird der komplexe Ablauf sowohl für den Patienten selbst überschaubar als auch für die Pflegende darüber hinaus planbar.
> Der Ausführungsverantwortung und damit verbundenen Demotivation steht die Eigenverantwortung und der eigene Handlungs- und Gestaltungsspielraum gegenüber (Abb. 3).

Patientenorientierte Pflegesysteme

Aus eigener Erfahrung und aus vielen Gesprächen mit Kolleginnen wurde uns deutlich, daß sich hinter den Begriffen Zimmer-, Bereichs- und Gruppenpflege ein und dasselbe Pflegesystem verbirgt. Zwar gehört das Pflegesystem Primary Nursing auch zu den patientenorientierten Pflegesystemen, ist aber weniger mit der Zimmer-, Bereichs- und Gruppenpflege verwandt als Grundlage der Bezugspflege. Deshalb haben wir Primary Nursing einen eigenen Abschnitt gewidmet.

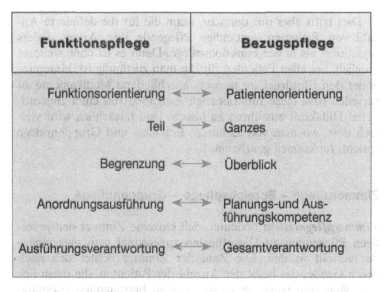

Funktionspflege	Bezugspflege
Funktionsorientierung ⟷	Patientenorientierung
Teil ⟷	Ganzes
Begrenzung ⟷	Überblick
Anordnungsausführung ⟷	Planungs-und Aus-führungskompetenz
Ausführungsverantwortung ⟷	Gesamtverantwortung

Abb. 3. Gegensätzliche Prioritäten im Funktionspflege- und im Bezugs-pflegesystem

Daß Zimmer-, Bereichs- und Gruppenpflege im Kern iden-tisch sind, wird sichtbar, wenn auf die Organisationsform ge-schaut wird: die Anzahl der zu betreuenden Patienten, die Ver-teilung der Zimmer bzw. der Bereiche oder Gruppen, der Grad der Verantwortung und Zuständigkeit der Pflegenden und die Zusammenarbeit mit den anderen Teammitgliedern und einer Stations- oder Gruppenleitung unterscheiden sich im Prinzip nicht voneinander. In den Gesprächen wurden viele Variationen beschrieben, die sowohl in der einen als auch in der anderen Organisationsform vorkommen.

Als weiteres Indiz kann angesehen werden, daß wegen un-deutlichem Gebrauch dieser Begriffe viele Pflegende gar nicht wissen, in welcher Organisationsform sie arbeiten.

Gemeinsame Merkmale gegenüber der Funktionspflege sind, daß sie für den Patienten weniger Unruhe bedeuten und mehr Zuständigkeit und Handlungsspielraum der Pflegenden ermög-lichen.

Dies trifft aber nur dann zu, wenn die für die definierte Anzahl von Patienten zuständige Pflegende ihre Arbeit anders organisiert als in der Funktionspflege. Denn es ist ohne weiteres möglich, bei allen Patienten für die man zuständig ist, hintereinander den Blutdruck zu messen, anschließend Medikamente zu verteilen bzw. diese funktionellen Aufgaben von einer zugeordneten Hilfskraft ausführen zu lassen. Und tatsächlich wird vielfach dort, wo man von Zimmer-, Bereichs- und Gruppenpflege spricht, funktionell gearbeitet.

Zimmerpflege – Bereichspflege – Gruppenpflege

Zimmerpflegesystem bedeutet, daß einzelne Zimmer den jeweiligen Pflegenden zu Dienstbeginn zugeordnet bzw. untereinander verteilt werden. Die Zahl der Zimmer richtet sich nach deren Größe, das heißt der Anzahl der Patienten, die darin liegen. Weiterhin wird die Anzahl der zu betreuenden Patienten von deren Pflegeintensität bestimmt. Das kann zur Folge haben, daß die Zimmer nicht aneinander grenzen und über die Station verteilt sind. In der Praxis wird angestrebt, die Zimmer aus organisatorischen Gründen en bloc zu halten, um lange Wege zu vermeiden.

Ähnliches gilt für die *Bereichspflege,* bei der eine große Station (30–40 Patienten) in verschiedene, zusammenhängende Bereiche unterteilt wird. Die Größe richtet sich ebenfalls nach der Anzahl der Patienten und deren Pflegebedürftigkeit. Da die Zimmer immer nebeneinander liegen, erweist sich dieses System arbeitsorganisatorisch als günstig, da auch hier lange Wege vermieden werden. Sollte sich ein Ungleichgewicht in zwei benachbarten Bereichen ergeben, so wird üblicherweise ein angrenzendes Zimmer an den weniger belasteten Bereich abgegeben. Wer von den sich im Dienst befindlichen Pflegenden in welchem Bereich arbeitet, wird zu Schichtbeginn festgelegt.

Gruppenpflege war ursprünglich abhängig von baulichen Gegebenheiten. Inzwischen wird sie aber auch in Krankenhäusern, die nicht speziell für die Gruppenpflege gebaut worden sind, praktiziert. Fälschlicherweise wird von Gruppenpflege gesprochen, wenn eine große Station in zwei Hälften geteilt wird, um gezieltere Zuständigkeit zu erreichen und die Zahl der Patienten, die eine Pflegende zu betreuen hat, zu reduzieren. Ändert sich die Arbeitsorganisation nicht, spricht man richtigerweise von einer Kleinstation, besonders dann, wenn die Stationsschwester ihren Aufgabenbereich für beide Gruppen beibehält; aber auch dann, wenn nunmehr für beide Gruppen je eine Gruppenschwester eingesetzt wird, die aber im Sinne der Stationsschwester agiert.

Mehrere Gruppen mit jeweils 16–18 Patienten bilden eine Abteilung. Die Pflegegruppe gilt dem ursprünglichen Konzept nach als selbständige und Verantwortung tragende Einheit. Die Gruppenleitungen sind einer Abteilungsleitung unterstellt. Idealerweise am Vortag, sonst zu Arbeitsbeginn verteilt die Gruppenschwester in Absprache mit den anderen Teammitgliedern entweder Zimmer oder Aufgaben – wobei wiederum die Anzahl der Patienten und deren Pflegebedürftigkeit maßgeblich sind.

Folgende *Gemeinsamkeiten* der drei Organisationssysteme können beobachtet werden:

● In der patientenorientierten Arbeitsweise kann die Pflegende für eine überschaubare Anzahl von Patienten alle Pflegehandlungen planen und deren Tagesablauf koordinieren, komplexe Zusammenhänge können berücksichtigt werden und dadurch die einzelnen Maßnahmen in sinnvoller Weise miteinander verknüpft, variiert und situationsgegeben abgewandelt werden. Dabei kann sie von einer Hilfskraft unterstützt werden, der sie einen Teil der Arbeit gezielt delegieren kann. Die so ausgeübte Pflege kann bei entsprechendem Vermögen der Pflegenden als zufriedenstellender erlebt werden, da sie – abgesehen von der Kontinuität – ganzheitlichen Charakter trägt.
● Die Verteilung der Arbeit kann in allen drei Organisationsformen entweder von den Teammitgliedern selbst im Gruppenbeschluß festgelegt oder von der Stations- bzw. Gruppenleitung vorgenommen werden.

Der Wunsch aller Beteiligten nach Kontinuität in der Patienten-versorgung ist noch am ehesten in der Zimmerpflege zu gewähr-leisten, da die Zuteilung der Zimmer relativ flexibel vorgenom-men werden kann. So wird der Wunsch einer Pflegenden, bei einem Patienten über einen längeren Zeitraum tätig zu werden, besser berücksichtigt, indem sie das entsprechende Zimmer über einen längeren Zeitraum zugeteilt bekommt. Dies wird in besonderem Maße für die Betreuung und Pflege Schwerkranker und Sterbender berücksichtigt. Das gilt auch umgekehrt, wenn eine Pflegende durch die empfundene Belastung bei der Pflege eines Patienten dann andere Patienten versorgen will. In der Be-reichs- und Gruppenpflege stellt sich das schwieriger dar, wenn ein Patient aus einem Bereich oder einer Gruppe A nach B ver-legt wird, da die Grenzen der Einheiten nicht jederzeit änderbar sind. Beispielsweise kann im ersten Teil der Woche bei guter Personalbesetzung *Kontinuität* insofern gewährleistet sein, als Schwester Anna immer die Zimmer 11–15 betreut (diese Zim-mer können auch als Bereich oder Gruppe definiert sein). Durch das Tauschen von Diensten in den folgenden Tagen arbeiten Schwester Anna und Schwester Ingrid, die in der Ge-genschicht ebenfalls für die Zimmer 11–15 zuständig ist, zusam-men. Somit ist Schwester Ingrid für die Zimmer 16–20 zustän-dig, in denen sie vorher nicht gepflegt hat. Dort erleben die Pa-tienten eine Unterbrechung der kontinuierlichen Betreuung. Und umgekehrt erlebt Schwester Ingrid einen Verlust der Kon-tinuität in der Beziehung zu ihren Patienten in den Zim-mern 11–15. Nehmen wir an, das gilt für die Frühschicht, so tritt das gleiche Dilemma im Spätdienst für die Patienten in den Zimmern 11–15 auf. Dieses Problem taucht schon beim einfa-chen Tauschen von Diensten auf, um wieviel mehr wird es ge-steigert, wenn man noch Urlaube, freie Tage und Krankheitszei-ten hinzunimmt.

Weiterhin kann an diesem Beispiel deutlich werden, daß – wenn Schwester Ingrid und Schwester Anna in ihren jeweiligen richtigen Schichtformen arbeiten – beide Kontinuität in der Be-treuung ihrer Patienten erleben. Für die Patienten ist zwar die Kontinuität erlebbar, aber darüber hinaus ist ihnen nicht ohne weiteres ersichtlich, wer von den beiden für sie verantwortlich ist, denn beide arbeiten gleichberechtigt, da sie die gleichen Kompetenzen haben. Auch für das Pflegeteam wird nicht deutlich, wer von den beiden für die Pflegeplanung und Pflegedokumentation verantwortlich zeichnet und wer festlegt, ob Pflegemaßnahme A oder B anzuwenden ist.

Zumeist wird das Kriterium der kontinuierlichen Patientenbetreuung bei der Dienstplanung noch gar nicht berücksichtigt. Zusätzlich erschwert wird die Kontinuität durch das Tauschen von Diensten, durch unregelmäßigen Einsatz von Teilzeitkräften und durch Ausfall bei Krankheit.

Letztendlich bleiben sowohl in der Zimmer- und Bereichspflege als auch in der Gruppenpflege die organisatorischen Aspekte der ausschlaggebende Faktor, so daß je nach Dienstplangestaltung die Zimmer usw. vergeben werden müssen.

In der Übergabe werden im Team gemeinsam Informationen und Beobachtungen ausgetauscht und pflegerisches Vorgehen und Beurteilung der Maßnahmen für alle Patienten besprochen. Ob dies für die gesamte Station oder nur für die Gruppe, Zimmer oder den Bereich geschieht, für die man zuständig ist, wird unterschiedlich gehandhabt.

Nicht selten ist zu beobachten, daß die Visite in der Hand der Stationsschwester bleibt, entweder aus der Tradition heraus oder weil sie Informationen über die Patienten benötigt oder weil die Ärzte es wünschen. Da die Visite auch in patientenorientierten Pflegesystemen einen wesentlichen Schwerpunkt in der Zusammenarbeit zwischen Patient, Arzt und Pflege darstellt, sollte die Begleitung und Ausarbeitung der Visite Aufgabe der zuständigen Pflegenden sein.

Wenn wir uns an dieser Stelle der *Verantwortung* zuwenden, so kann ersichtlich werden, daß durch die zeitlich begrenzte Zuständigkeit auf eine Schicht und dadurch fehlende Kontinuität von der einzelnen Pflegenden nur Ausführungsverantwortung übernommen werden kann.

Die *Stationsleitung* trägt sowohl in der Funktionspflege als auch in diesen Organisationsformen die Gesamtverantwortung. Zumindest in der Bereichs- und Zimmerpflege bleiben bestimmte administrative und organisatorische Aufgaben in ihren Händen. Einen Teil ihrer pflegerischen Gesamtinformation gibt die Stationsleitung in diesen Organisationsformen jedoch ab zugunsten der einzelnen Pflegenden, die für eine Anzahl Patienten zuständig ist. Indem die Leitung konsequenterweise dann auch die Visitenbegleitung der jeweils Zuständigen überläßt und damit einen Teil ihres Informationsmonopols abgibt, erhält sie Informationen über die Patienten in der Übergabe wie die anderen Pflegenden auch.

Mit dem Konzept der Gruppenpflege entstand auch die Funktion der *Gruppenleitung*. Durch die kleinere Mitarbeiterzahl, ihre Tätigkeit in der direkten Patientenpflege, gepaart mit Fachautorität und kooperativem Führungsstil, ist ihr mehr die Rolle der Expertin und Beraterin der Kolleginnen zugedacht. Darüber hinaus soll sie die Gruppe nach außen repräsentieren.

Bei Organisations-, Verwaltungs- und Koordinationsaufgaben erfährt die Gruppenleitung Unterstützung von der Abteilungsschwester, die für 4–6 Gruppen zuständig ist.

Die Verantwortung trägt der Idee nach das Pflegeteam, dessen Mitglieder im täglichen Gruppengespräch die Probleme erörtern, gemeinsam nach Lösungen suchen und Beschlüsse fassen. Da es de facto keine Gruppenverantwortung geben kann, kommen zwei Möglichkeiten in Frage: entweder die Aufgaben werden im Sinne eines gleichberechtigten Teams als Ämter von einzelnen eigenverantwortlich wahrgenommen (z.B. Dienstplanung) oder die Gruppenschwester wird praktisch und formell, wie die Stationsschwester, die Gesamtverantwortung übernehmen. Unklar bleibt, wer die Verantwortung für die Patientenpflege innerhalb der Gruppe trägt.

Die organisatorischen Fragen haben für den *Patienten* keine direkte Bedeutung. Ihm ist es wichtig, zu wissen, wer für ihn zuständig ist, und daß er zumindest für einen Teil des Tages Kontinuität erfährt. Wie wir bereits ausgeführt haben, trägt diese Kontinuität primär zu seiner Sicherheit bei und bildet die Voraussetzung, daß er Vertrauen fassen und sich verstanden fühlen kann.

**Vergleich von Zimmer-, Bereichs- und Gruppenpflege
einerseits mit Bezugspflege andererseits**

Zimmer-, Bereichs- und Gruppenpflege unterscheiden sich von
der Bezugspflege hauptsächlich in den folgenden Punkten:

- Eine *kontinuierliche Patientenbetreuung* ist zwar angestrebt,
  aber selten gewährleistet, während sie in der Bezugspflege
  für die Dauer des Patientenaufenthaltes auf der Station als
  elementare Grundvoraussetzung angesehen wird.
- Die Arbeitsweise wird von *organisatorischen Gesichtspunkten* geprägt. Das drückt sich in der Verteilung oder Zuteilung von Zimmern, Gruppen und Bereichen aus. Die Zuständigkeit für Zimmer, Gruppen und Bereiche impliziert
  Versachlichung und Austauschbarkeit der Patientenzustän-
  digkeit, während letztere in der Bezugspflege die bestim-
  mende Größe ist.
- Es ist unschwer vorstellbar, daß in der Bezugspflege weniger
  Koordinationsaufwand betrieben werden muß, weil jede Pflegende zu Schichtbeginn weiß, welche Patienten sie pflegen
  wird. Bei der Übergabe braucht nicht die ganze Besetzung
  anwesend sein. Es kann eine *direkte Übergabe* zwischen den
  beiden jeweils zuständigen Pflegenden stattfinden. Auch die
  patientenfernen Arbeiten innerhalb der Station liegen in
  der klaren Zuständigkeit des Außendienstes. Wenn Bezugspflege zusätzlich gut organisiert ist, sind auch die Nebenab-
  sprachen über Vertretung und Praktikanten/Schülervertei-
  lung knapp zu halten. In der Gruppenpflege dagegen sind
  täglich neue Absprachen zu treffen und die Arbeits- und
  Patientenverteilung neu vorzunehmen. Selbst wenn dies am
  Vortag geschieht, erfordert es Zeitaufwand. Hinzu kommt,
  daß der Plan am nächsten Tag aktualisiert werden muß.
- Die Rahmenbedingungen dieser drei Organisationsformen
  (Zimmer-, Bereichs- und Gruppenpflege) scheinen eine kontinuierliche Zuständigkeit und damit die Möglichkeit einer
  Beziehung zu erschweren.
- In der Zimmer-, Gruppen- und Bereichspflege wird für die
  direkte Patientenpflege lediglich *Ausführungsverantwortung*

übernommen im Gegensatz zur Bezugspflege, wo die Pflegende *Gesamtverantwortung* für den Pflegeverlauf eines Patienten während seines gesamten Aufenthaltes auf der Station namentlich übernimmt.

Schlußfolgerungen und Diskussion

In allen patientenorientierten Pflegeformen[2] besteht die Nei-
gung, einen Teil der *Abläufe funktionell* durchzuführen. Besonders während arbeitsintensiver und personalknapper Zeiten,
etwa am Wochenende, schleicht sich funktionelles Arbeiten
leicht ein, indem bestimmte Tätigkeiten speziell behandlungs-
pflegerischer Art (Vitalzeichenkontrolle) aus zeitsparenden
Gründen von einer Pflegenden oder Hilfskraft bei allen Patienten durchgeführt werden. Die dadurch entstehenden Mischfor-
men von funktionellem und patientenorientiertem Arbeiten treten bei genauerer Betrachtung in allen Pflegesystemen auf. Das
ist auch gut verständlich und an sich nicht verwerflich. Man
sollte sich dessen aber bewußt sein und funktionelles Arbeiten
gezielt dort einsetzen, wo es vertretbar ist. Dadurch kann die
Illusion vermieden werden, in reiner und idealer Form Zimmerpflege zu praktizieren. Häufig wird bei näherem Hinsehen die
Mischform selbst erkannt und der falsche Schluß gezogen, daß
das Zimmerpflegesystem zwar in der Theorie gut, aber in der
Praxis nicht zu verwirklichen sei. Nicht selten führt diese Haltung zur Aufgabe eines Umstellungsversuches vom funktionellen zum patientenorientierten Pflegesystem.

Zu unterscheiden ist dieser Ausschließlichkeitsanspruch von
dem Problem, daß man in einer Umstellungsphase in alte Gewohnheiten verfällt. Funktionspflege schleicht sich leicht über
die Hintertür wieder ein, weil sie oftmals doch effizienter
erscheint und weil die alte Arbeitsweise verinnerlicht ist. Prakti-
scherweise übernimmt der Praktikant die „Blutdruckrunde" bei

---

[2] Die Begriffe Gruppenpflege, Bereichspflege und Zimmerpflege werden in diesem Abschnitt synonym verwendet.

allen Patienten, weil er momentan nicht anders einzusetzen ist. Beobachtbar ist weiterhin folgende Rückverteilung patientenorientiert ausgerichteter Arbeitsabläufe: Eine Pflegende teilt bei ihren Patienten das Mittagessen aus, während die andere im Stationszimmer mit dem Richten der Medikamente für ihre Bezugspatienten beschäftigt ist. Situationsbedingt treffen die beiden die spontane Absprache, daß die eine das Essenausteilen für die Patienten der anderen mit übernimmt, während diese wiederum die Medikamente für die erstere mit richtet. In diesem Falle handelt es sich um Tätigkeiten, die durchaus so aufgeteilt und funktionell durchgeführt werden können. Jedoch macht unserer Erfahrung nach diese Herangehensweise oft auch vor dem Tauschen und Mitübernehmen anderer *wichtiger Pflegehandlungen direkt am Patienten* nicht halt. Dies ist kritisch zu hinterfragen, obwohl auch solche Tätigkeiten aus arbeitsökonomischen Gründen am Wochenende zeitweise funktionalisiert werden müssen; dies stellt dann kein Problem dar, wenn der Patientenbezug primär vorhanden ist.

Es ist leicht nachvollziehbar, daß Pflegende, die heute in der Funktionspflege arbeiten, morgen im patientenorientierten Pflegesystem nicht „auf Knopfdruck" ihre Gewohnheiten ablegen können und „ganzheitlich" arbeiten werden.

In den patientenorientierten Pflegesystemen bestimmen die organisatorischen Rahmenbedingungen, ob *kontinuierliche Patientenbetreuung* möglich ist oder ob sie sich auf die Dauer von Schichten beschränkt.

Ist daraus der Schluß zulässig, daß Kontinuität in der Betreuung die Voraussetzung für eine Beziehung ist? Wenn dies wirklich so ist, dann kann in der Zimmer-, Gruppen- und Bereichspflege eine Patient-Pflegende-Beziehung nicht möglich sein.

Uns scheint weit eher der Schluß möglich, daß Kontinuität deshalb nicht erreicht wird, weil die Beziehung nicht gewollt und ertragen wird. Denn es kann festgelegt werden, daß Beziehungen als belastend und anstrengend erlebt werden und daß deshalb keine Kontinuität in der Arbeitsweise angestrebt wird. Damit ist also nicht die Beziehungsaufnahme von der Kontinuität der Pflege abhängig, sondern vielmehr hängt das Anliegen um eine kontinuierliche Betreuung des Patienten von dem Wunsch oder der Fähigkeit zur Beziehungsaufnahme ab.

Somit kommen wir auch hier als Kernpunkt auf die *Beziehungsfähigkeit der Pflegenden* zurück, die als Voraussetzung für die Aufnahme der Beziehung anzusehen ist. Außer der Kontinuität ist für die Beziehung zwischen Patienten und Pflegenden die Beziehungsfähigkeit und der Wille zur Aufnahme derselben notwendig. Während bei der Zimmer-, Gruppen- und Bereichspflege die Beziehungsfähigkeit und der Wille zur Aufnahme derselben nicht notwendig sind und Diskontinuität nicht immer als störend erlebt wird, sind Beziehungsfähigkeit, der Beziehungswille und Kontinuität unabdingbare Voraussetzungen für die Bezugspflege. Nach unseren Erfahrungen werden Pflegende, die diese Voraussssetzungen nicht oder noch nicht haben, zu den oben beschriebenen Verhaltensmustern greifen, um Beziehungen zu vermeiden.

Allein durch die neue Organisationsform gibt es keinen Zuwachs an Kenntnissen und Fähigkeiten bei den Pflegenden. So werden einzelne Pflegemaßnahmen, die in der Funktionspflege gut beherrscht und ausgeführt werden, auch in der Gruppenpflege genauso durchgeführt werden. Wenn ganzheitliches Pflegen nicht gelernt worden ist, wird die funktionelle Arbeitsweise durchschlagen, selbst wenn im patientenorientierten Pflegesystem ein Patient rundum von einer Pflegenden versorgt wird. Die Fähigkeit, Patienten ganzheitlich wahrzunehmen und die Pflegetätigkeit auf seine Bedürfnisse abzustimmen, ist nämlich mehr, als additive Pflegehandlung 1, 2 und 3 zeitlich hintereinander abzuarbeiten, ohne zwischendurch das Zimmer zu verlassen.

Es sind verschiedene qualitative Abstufungen in der konkreten Ausführung der Pflegetätigkeit denkbar. So wird in der Funktionspflege die Pflegende A die Pflegemaßnahme 1, die Pflegende B die Pflegemaßnahme 2 und die Pflegende C die Pflegemaßnahme 3 zu verschiedenen Zeiten hintereinander an einem Patienten durchführen. So wie die Maßnahmen einzeln durchgeführt werden, werden sie sowohl von den Pflegenden als auch vom Patienten als Teile erlebt. Ein Sinnzusammenhang ist für die Pflegenden nur abstrakt herzustellen. Für den Patienten wird es durch die unterschiedlichen Durchführungen und Erlebnisse mit den Pflegenden wohl noch schwieriger sein.

Auf der anderen Seite ist folgendes festzustellen: Im patientenorientierten Pflegesystem kann eine Pflegende, die keine innere Beziehung zum Patienten hat, die Pflegemaßnahmen 1, 2, und 3 zwar zeitlich hintereinander durchführen, aber auch sie wird diesen Vorgang nicht als Ganzes erleben, da sie die wirklichen Bedürfnisse des Patienten nicht erfaßt und deshalb die Pflegemaßnahmen Teilhandlungen bleiben. Für den Patienten wird das Erleben wie im vorhergehenden Beispiel sein.

Wenn nun diese Pflegende im patientenorientierten Pflegesystem eine Beziehung zum Patienten aufgenommen hat, so wird sie die Pflegemaßnahmen 1, 2 und 3 so durchführen, daß sie *und* der Patient den Gesamtvorgang als Ganzes erleben. Aufgrund der Beziehung zum Patienten ist es der Pflegenden möglich, die einzelnen Pflegehandlungen sinnvoll auf ihn abzustimmen. Dieser Sinnzusammenhang ist wichtiger als die zeitliche Kontinuität.

Es ist sogar denkbar, daß dieselbe Pflegende die Pflegemaßnahmen 1, 2 und 3 – durch welche Ursachen auch immer – zeitlich auseinanderliegend durchführen muß und trotzdem der Gesamtvorgang als Ganzes erlebt wird, eben weil ein sinnvoller Zusammenhang für die Pflegende deutlich ist und dadurch für den Patienten erlebbar wird. Zusammenhang erstens im Sinne von Verknüpfung der Einzeltätigkeiten zu einem Ganzen und zweitens in der Weise, daß der Patient die Handlung mit sich im Zusammenhang sieht, sich persönlich davon angesprochen und beachtet fühlt. Weiterhin können die Handlungen so gewichtet werden, daß die Abfolge für den Patienten stimmig ist. Dies kann natürlich nur erfolgen, wenn die Pflegende seine Bedürfnisse wahrnimmt, den Austausch mit ihm pflegt und Informationen von ihm bekommt, die ihr weiterhelfen, ihre Pflegemaßnahmen individuell anzupassen.

> Dieser Beziehungsprozeß ist untrennbar mit Bezugs-
> pflege verbunden, während er in der Gruppenpflege oft
> nicht genügend berücksichtigt werden kann. Darin
> sehen wir den wesentlichsten Unterschied zwischen
> der Gruppenpflege und dem Anliegen, das im Bezugs-
> pflegekonzept zum Ausdruck kommt.
> Dieser Unterschied kommt auch zum Ausdruck im
> unterschiedlichen Grad der Verantwortungsübernahme:
> In der Gruppenpflege bleibt es bei der Ausführungs-
> verantwortung der einzelnen Pflegenden, während in
> der Bezugspflege die volle Verantwortung für die Pflege
> des Patienten übernommen wird.

Primary Nursing

Dieses in den späten sechziger, Anfang der siebziger Jahre in den USA entwickelte Pflegekonzept ist die Grundlage der Bezugspflege. In den folgenden Ausführungen wird das Pflegekonzept „Primary Nursing" mit der praktizierten Bezugspflege in Herdecke und Filderstadt verglichen. Deshalb sind die Aussagen über die Struktur und Organisation innerhalb der Bezugspflege nicht allgemeingültig. Auch in den USA und anderen Ländern, in denen bereits wesentlich mehr Erfahrungen mit diesem Pflegemodell vorliegen, zum Beispiel in Großbritannien und in den skandinavischen Ländern, mögen verschiedene Varianten bestehen; unsere Kenntnisse basieren insofern in erster Linie auf Literatur und Erfahrungsberichte, die sich auf die USA beziehen.

Das *Grundprinzip* des Primary-Nursing-Konzeptes ist sehr einfach und gleicht dem der Bezugspflege:

Jeder Patient erhält bei der Aufnahme im Krankenhaus eine für ihn verantwortliche und zuständige Pflegende, die *Primary Nurse* („Hauptzuständige"). Sie verantwortet ihre Pflege sowohl gegenüber dem Patienten und seinen Angehörigen als auch gegenüber den anderen Pflegenden, dem Arzt und den anderen

Mitarbeitern „rund um die Uhr". Für die Zeiten ihrer Abwesenheit übergibt die Primary Nurse ihre Patienten an eine Associated Nurse, die nach dem Pflegeplan der Primary Nurse die Pflege fortführt. Von diesem Pflegeplan darf sie nur in Notfällen abweichen.

Nur Pflegende mit entsprechender Berufserfahrung und Qualifikation können und dürfen als Primary Nurse arbeiten. Hieraus ergeben sich differenzierte Aufgaben innerhalb der Station und des Krankenhauses (Abb. 4 und 5).

Die Primary Nurse führt das Aufnahmegespräch, erstellt die Pflegeplanung zusammen mit dem Patienten und legt die Pflegemaßnahmen fest. Soweit es ihre Arbeitskapazität zuläßt, pflegt sie den Patienten selbst oder delegiert die direkte Patientenpflege an eine Associated Nurse oder andere Spezialistinnen oder Helfer. Sie ist verantwortlich für die korrekte Dokumentation der Pflegemaßnahmen, die bei ihren Patienten durchgeführt wurden, auch für die der Associated Nurse; sie begleitet die Arztvisite und koordiniert die Aktivitäten des Patienten (Dia-

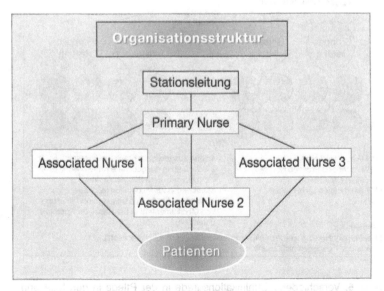

Abb. 4. Stellung der Primary Nurse im Pflegeteam. (Nach Pittius 1992)

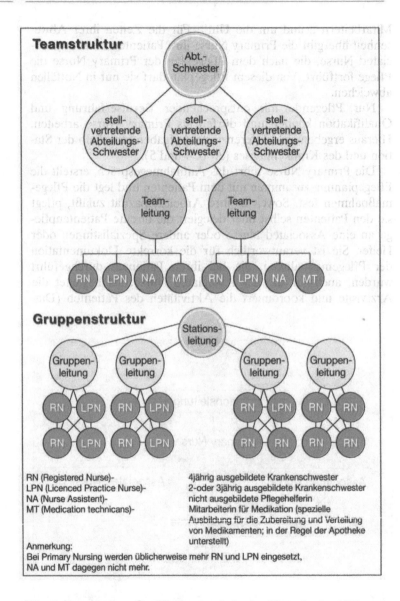

Teamstruktur

Abt.-Schwester

stellvertretende Abteilungs-Schwester

stellvertretende Abteilungs-Schwester

stellvertretende Abteilungs-Schwester

Teamleitung

Teamleitung

RN LPN NA MT RN LPN NA MT

Gruppenstruktur

Stationsleitung

Gruppenleitung

Gruppenleitung

Gruppenleitung

Gruppenleitung

RN LPN RN LPN RN LPN RN RN

RN LPN RN LPN RN RN RN RN

RN (Registered Nurse)- 4jährig ausgebildete Krankenschwester
LPN (Licenced Practice Nurse)- 2-oder 3jährig ausgebildete Krankenschwester
NA (Nurse Assistent)- nicht ausgebildete Pflegehelferin
MT (Medication technicans)- Mitarbeiterin für Medikation (spezielle Ausbildung für die Zubereitung und Verteilung von Medikamenten; in der Regel der Apotheke unterstellt)

Anmerkung:
Bei Primary Nursing werden üblicherweise mehr RN und LPN eingesetzt, NA und MT dagegen nicht mehr.

Abb. 5. Verschiedene Qualifikationsgrade in der Pflege in den USA und bei Primary Nursing. (Mod. nach Elpern 1977)

gnostik, Therapien, Pflegemaßnahmen); sie evaluiert die Pflege, paßt Pflegeplanung und Pflegemaßnahmen an veränderte Situationen an. Bei der Entlassung wertet sie den Pflegeverlauf mit dem Patienten aus.

> **Bei der Primary Nurse liegen somit Planung, Koordination und praktische Pflege in einer Hand.**

Manthey beschreibt Primary Nursing als eine innere Haltung und weist ausdrücklich daraufhin, daß es kein Organisationsprinzip ist. Insofern muß die Pflegende Primary Nursing wollen und es auch praktizieren können. Es ist wichtig, daß Pflegende nicht nur Verantwortung für einen Patienten übernehmen, sondern daß diese Verantwortung und Zuständigkeit sichtbar gemacht und daß die Pflege professionell durchgeführt wird.

Diese für Primary Nursing genannten Grundsätze gelten auch für Bezugspflege.

Unterschiede zwischen der Praxis des Primary Nursing und der Bezugspflege machen sich in erster Linie an den unterschiedlichen Rahmenbedingungen fest. Während in den USA, Großbritannien und den skandinavischen Ländern, außer den Strukturunterschieden der jeweiligen Gesundheitssysteme, die Aus- und Weiterbildung der Pflegenden einschießlich der Pflegeforschung und Akademisierung einen hohen Stand haben, stehen wir auf diesen Gebieten eher auf niedrigerem Niveau. Deshalb muß sich die Praxis des Primary Nursing und der Bezugspflege unterscheiden. Nicht alle Elemente des Primary Nursing werden von Anfang an beherrscht. Je nachdem, wie der Ausbildungsstand und die Berufserfahrung sind und wieviel Fortbildung erforderlich und möglich ist, werden nach und nach Elemente der Bezugspflege zum Einsatz kommen können. Unserer Meinung nach ist es wichtig, auf dem Gebiet professioneller patientenorientierter Pflege Erfahrungen in der Praxis unter bundesdeutschen Bedingungen zu sammeln. Es ist eine Frage der Strategie, ob man abwartet, bis die Rahmenbedingungen bei uns die gleichen sind, oder ob man mit Praxisprojekten beginnt und erste Erfahrungen auf dem Gebiet professioneller Pflege sammelt.

Es gibt Erfahrungsberichte aus den USA, die besagen, daß die Primary Nurse schwerpunktmäßig für die Organisation der Pflege ihrer Patienten verantwortlich ist. Für die Durchführung der Pflegemaßnahmen stehen ihr eine Vielzahl von Spezialistinnen und für bestimmte Tätigkeiten zwei- bis dreijährig ausgebildete Helferinnen zur Seite. Oft sind Associated Nurses Pflegende, die sich auf die Funktion der Primary Nurse vorbereiten.

Im Bezugspflegesystem ist jede Pflegende zugleich „PN" und „AN" (Primary Nurse und Associated Nurse), Bezugspflegende und „nur" vorwiegend Ausführende. In der jeweiligen Rolle wechseln die Aufgaben zwischen den gleichberechtigten Teammitgliedern. Bei jeder Pflegenden des Teams liegen Planung, Koordination und praktische Pflege in einer Hand.

In der Pflege in den USA herrscht ein Hierarchieverständnis, das für Deutsche nicht leicht zu erfassen ist. Man kann es mit dem Begriff der kollegialen Hierarchie oder der Hierarchie der Kompetenz umschreiben, auf dessen Boden so etwas wie die Teampflege entstehen konnte. Bei uns wird diesem Begriff meist eine „Verwaltungshierarchie" negativ assoziiert.

Für die Bezugspflege ist eine flache Hierarchie charakteristisch. Diese wird durch eine Aufgabenorientierung ermöglicht. Zu diesem Zweck werden die Pflegeaufgaben getrennt in direkte Patientenpflege und patientenferne Aufgaben innerhalb einer Station, Aufgaben innerhalb eines Fachbereiches und Aufgaben in der Pflegeleitung. Die direkte Patientenpflege wird, wie oben beschrieben, von den Bezugspflegenden ausgeführt. Die patientenfernen Aufgaben können sowohl von einem Mitglied des Pflegeteams wahrgenommen werden als auch von einer Kraft, die sich in der Organisation im medizinisch-pflegerischen Bereich auskennt (z.B. Arzthelferin, Stationssekretärin, o.ä.).

Ziel ist es, die verschiedenen Aufgaben innerhalb einer Station so aufzugliedern, daß diese in der Eigenverantwortung der jeweiligen Pflegenden ausgeführt werden können. Sie weiß, was sie zu tun hat und wie sie es zu tun hat. Deshalb braucht es innerhalb der Station keine Instanz, die Anweisungen gibt und die Arbeit verteilt und darüber die Aufsicht führt. An die Stelle der Hierarchie auf der Stationsebene tritt ein Team von eigenverantwortlich und gleichberechtigt Pflegenden. Jede ist in ihrem Aufgabengebiet autonom und kann sowohl positiv als auch negativ durch die Kolleginnen beurteilt werden. (Im nachfolgenden Kapitel wird hierzu Stellung genommen.)

Die nächste Hierarchieebene bildet die pflegerische Bereichsleitung, die für einen Fachbereich zuständig und verantwortlich ist. Sie ist auch formal mit der im Krankenhaus allgemein notwendigen Weisungsbefugnis ausgestattet und hat ein eigenes festgelegtes Aufgabenspektrum (Abb. 6).

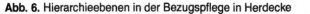

Bezugspflegende und Außendienst

pflegerische Bereichsleitung

Pflegedienstleitung

Abb. 6. Hierarchieebenen in der Bezugspflege in Herdecke

Organisationsformen der Bezugspflege

Unser Menschenbild

In diesem Kapitel möchten wir nunmehr die ersten praktischen Erfahrungen im Stationsalltag darstellen und drei verschiedene Praxisbeispiele beschreiben. Doch bevor wir damit beginnen, möchten wir das Menschenbild skizzieren, das unseren konkreten Erfahrungen zugrunde liegt:

Wir sehen den Menschen als eine Einheit aus Leib, Seele und Geist. *Leib* meint hier den belebten physischen Körper, wie wir ihn beim Menschen sichtbar und fühlbar vor uns haben. Er ist der Gegenstand der naturwissenschaftlich begründeten Pflege und Medizin, ist wieg-, meß- und zählbar. Das Leben als solches entzieht sich aber bereits der naturwissenschaftlichen Sichtweise und kann nur in seinen Phänomenen beschrieben werden.

Unter *Seele* verstehen wir die Gefühlswelt des Menschen, wie sie in seinen Äußerungen von Freude und Ärger, Lust und Unlust, usw. deutlich wird. Die Gefühle haben Auswirkungen auf den zwischenmenschlichen Umgang und damit auf das soziale Umfeld.

Unter *Geist* verstehen wir den Teil des Menschen, der seine Individualität ausmacht und der mit Ich bezeichnet werden kann. Durch die Individualität werden wir unverwechselbar und unterscheiden uns von allen

anderen Menschen. Ein weiteres Merkmal des menschlichen Geistes ist seine Entwicklungsfähigkeit. Sichtbar
wird die Entwicklung des Ich in der Biographie. Jede
Biographie ist einzigartig und unverwechselbar. Jeder
Mensch geht seinen Weg. Deshalb gibt es auch keinen ,,richtigen'' oder ,,falschen'' Weg, kein ,,richtiges''
oder ,,falsches'' Verhalten, weil die Taten, Erlebnisse
und Ereignisse in einem menschlichen Leben nur auf
das individuelle Leben hin angeschaut werden können.
So betrachtet kann Krankheit als ein Ereignis im Leben
eines Menschen betrachtet werden, das zu seiner Entwicklung beitragen kann und auch darin ihren Sinn hat.
Die Möglichkeit der menschlichen Entwicklung beruht
auf dem Prinzip der Freiheit. Die Freiheit entsteht
dadurch, daß der Mensch die Wahl hat zwischen ,,Rich-
tig'' und ,,Falsch'' und dadurch sein Schicksal bestimmt.
Auf dieses Menschenbild bezieht sich auch unser Pflegeverständnis (s. Kap. ,,Was ist Bezugspflege?'', S. 4).
Ableiten läßt sich daraus das Anliegen, nach Formen zu
suchen, in denen patientenorientierte Pflege so realisiert werden kann, daß sie dem individuellen Menschen
gerecht wird.

**Vorüberlegungen und Voraussetzungen zur Einführung
der Bezugspflege**

Die Anfänge der Überlegungen zur Bezugspflege in Herdecke
reichen in das Jahr 1988 zurück und in der Filderklinik in das
Jahr 1989. Gekennzeichnet war der Pflegealltag durch sich
immer mehr verkürzende Liegezeiten bei gleichzeitiger Zunahme der Patientenzahl, was wiederum eine Zunahme und Ausweitung von Diagnostik und Therapie zur Folge hatte. Es war
eine über mehrere Jahre gehende Entwicklung, deren Auswirkungen sich erst langsam herauskristallisierten:

● immer weniger Zeit für pflegerische Arbeit direkt am Patienten,

- starke Zunahme der Büroarbeit (Pflegedokumentation, Anforderung von Diagnostik und Therapie, Anlegen und Abschließen von Patientenkurven) und
- eine dadurch bedingte Zunahme von Störungen bei der Patientenpflege durch Anrufe und Nachfragen anderer Mitarbeiterinnen. Das eigentliche Anliegen der Pflegenden, mit dem Patienten zu arbeiten, ihn zu pflegen und zu betreuen, kam im zunehmenden Maße zu kurz – das zog Unzufriedenheit nach sich. Zudem wurde spürbar, daß Organisationsabläufe, die auf die Behandlung und Pflege von 5000 Patienten und 100 000 diagnostischen Untersuchungen pro Jahr ausgelegt sind, nicht unbedingt für die doppelte Anzahl von Patienten und Untersuchungen geeignet sind.

In den Fachzeitschriften gab es immer wieder Berichte über Versuche, die Situation der Pflege zu verbessern. In vielen Krankenhäusern gab es Bemühungen, die Ausübung der direkten Pflege in einem zufriedenstellenden Rahmen und mit geeigneten Methoden zu ermöglichen. Als eine Hauptursache für die allgemeine Unzufriedenheit wurde die Funktionspflege angesehen. Folgerichtig hatte man in Deutschland Zimmer-, Gruppen- und Bereichspflege verstärkt erprobt und eingeführt. Zusätzlich gab es Versuche, mittels des Pflegeprozesses und der Einführung entsprechender Dokumentationssysteme die Situation zu verbessern.

Trotz vielfacher Bemühungen will die Pflege nicht so recht aus der Talsohle herauskommen. Unserer Meinung nach fehlt etwas Entscheidendes, und wir möchten einen Zusammenhang ableiten zwischen Organisationsform und Pflegeprozeß.

Zunächst scheint es so zu sein, daß ein patientenorientiertes Pflegesystem ohne den Pflegeprozeß praktiziert werden kann. Ebenso scheint umgekehrt der Pflegeprozeß unabhängig von der Organisationsform durchführbar zu sein. Unsere Ausführungen über die Funktionspflege machen aber deutlich, daß diese Pflege-Organisationsform auf die leiblich-physischen Bedürfnisse des Patienten ausgerichtet ist. Funktionspflege ist so „konzipiert", daß sie einstmals zusammenhängende Pflegehandlungen – aus organisatorischen Gründen – in ihre Teile gliedert.

Der Pflegeprozeß ist aber auf den ganzen Menschen orientiert.
Um es bildhaft auszudrücken: die Methode des Pflegeprozesses
kann sich nicht nur auf „die Haut" oder „den gebrochenen
Fuß" richten und die anderen Bedürfnisse des Patienten außer
acht lassen. Der Pflegeprozeß selbst läßt sich auch nicht in seine
Einzelschritte zerlegen, indem eine Pflegende die Informations-
sammlung vornimmt, die nächste Pflegende die Ziele festlegt,
die dritte die Pflegemaßnahmen ausarbeitet und eine weitere zu
einem späteren Zeitpunkt den Pflegeverlauf evaluiert. Die Über-
gänge zwischen den „Puzzle"-Teilen würden nicht zueinander
passen, und es würde sich kein wirklichkeitsgemäßes Bild ergeben.

So betrachtet, muß der Pflegeprozeß in einem Funktionspflege-
gesystem ein Fremdkörper bleiben. Und auch in der Zimmer-,
Gruppen-, und Bereichspflege wird vielfach – wenn nicht sogar
überwiegend – funktionell gearbeitet. Dies kann ein Hinweis für
das Scheitern der eingangs beschriebenen Verbesserungsmaß-
nahmen mittels des Pflegeprozeßmodelles sein. *Wir stellen deshalb die Behauptung auf, daß Pflegeprozeß und patientenorientiertes Pflegesystem unmittelbar zusammengehören.*

Die Veränderungsprojekte in bezug auf die Pflegeorganisation – obwohl auf ganzheitliche Pflege ausgerichtet – haben in
ihrer Auffassung von Ganzheitlichkeit nicht die Integration der
Krankenhausorganisation in ausreichendem Maße berücksichtigt. Die Veränderungen beziehen sich in aller Regel auf die
Pflege selbst. Diese ist aber innerhalb des Krankhauses in ein
Netz von zusammenwirkenden Berufsgruppen und Abteilungen
eingebunden.

Aus der kybernetischen Systemtheorie kann abgeleitet werden, daß Änderungen an einer Stelle des Netzwerkes zwangsläufig an anderen Stellen Änderungen nach sich ziehen.

Daraus kann für unsere Betrachtung auch der Umkehrschluß
gezogen werden: Wenn im Pflegebereich Veränderungen einge-
leitet werden und an anderen Stellen des Netzes Krankenhausbetrieb, seien es Berufsgruppen oder Abteilungen, nicht entsprechende Änderung mit entwickelt werden, dann muß
zwangsläufig der Erfolg ausbleiben und die Veränderungen

müssen nach und nach wieder in den alten Zustand zurück-
gehen.

Neben der Vernachlässigung des Zusammenhanges, daß der
Pflegeprozeß nur im patientenorientierten Pflegesystem sinnvoll
anzuwenden ist und daß Veränderungen berufsgruppenübergrei-
fend erfolgen müssen – scheint es vor allem daran zu liegen,
daß die Ausübung der Pflege nicht eigen- und selbständig möglich ist.

Als Ansatzpunkt der Veränderungen in Herdecke wurde
zunächst die Entwicklung eines Pflegekonzeptes gewählt, das –
in der Pflege beginnend – später andere Bereiche des Krankenhauses miteinbeziehen sollte, mit dem Ziel, die Krankenhausorganisation so umzugestalten, daß die Abläufe um und für den
Patienten auf diesen ausgerichtet werden. Gerechtfertigt ist dieser Gedanke aber nur, wenn die Pflege tatsächlich die Aufgabe
gewährleistet, vollverantwortlich zu sein als Koordinator für die
Aktivitäten des Patienten. Es lassen sich viele Varianten in der
Ausgestaltung des Bezugspflegekonzeptes denken. Das Prinzip

„Der Patient hat eine Pflegende als Bezugsperson"

muß jedoch erfüllt sein, um von Bezugspflege sprechen zu können.

Kennen die Patienten ihre Bezugspflegende nicht, kann man
auch nicht von Bezugspflege sprechen! Die wichtigste Bedin-
gung hierfür ist, daß sich die Pflegende ganz auf die Aufgabe
der Patientenpflege konzentrieren kann. Denn wie könnte sie
sonst Ansprechpartnerin sein für ihre Patienten, deren Angehörige, den Arzt und die anderen Mitarbeiter? Wer Patientenpflege selbst ausgeführt hat, weiß, wie komplex sich ein Tagesablauf gestalten kann: allgemeine und spezielle Pflege, Mahlzei-
ten, Diagnostik, Therapien, Arztvisite, Besucher, Übergaben ...
Das erfordert die „ganze Pflegende". Bezugspflege hat deshalb
noch eine Voraussetzung:

Die Bezugspflegende ist weitestgehend von patientenfernen
Aufgaben befreit.

Dies setzt die Differenzierung in patientennahe und patientenferne Aufgaben voraus, wobei letztere vom Außendienst wahrgenommen werden.

Modell Herdecke I

Ausgangssituation

Nachdem diese Erkenntnisse erarbeitet waren, wurden die
Schritte im Hinblick auf den Veränderungsprozeß deutlicher.

Es galt, ein Pflegekonzept zu entwerfen, das einerseits einer
individuellen Pflege, dem Wunsch nach Selbständigkeit und
Eigenverantwortlichkeit der Pflegenden Rechnung trägt und
andererseits die Änderung von Strukturen und Ablauforganisation im ganzen Krankenhaus mit einschließt.

Während des gesamten Entwicklungsprozesses standen eine
professionelle Beraterin und ein Berater zur Verfügung. Mit
ihrer Hilfe wurde zunächst eine Strategie erarbeitet. Diese sah
vor, mit den Änderungen im Pflegebereich zu beginnen, während die Änderungen der Strukturen und Ablauforganisation
prozeßbegleitend erfolgen sollten.

Entwickelt wurde das Pflegekonzept von einer Projektgruppe. Diese setzte sich sowohl aus 6 Pflegenden verschiedener
Fachbereiche zusammen als auch aus zwei Mitgliedern der Ge-
schäftsführung für den Pflegebereich, einem Praxisanleiter und
einer Lehrerin des angeschlossenen Ausbildungsinstitutes für
Krankenpflege. Diese Projektgruppe entwickelte sowohl das
neue Pflegekonzept als auch Vorschläge zur Organisationsform
für eine erste Pilotstation. Die Ausgangsfrage lautete: *Wie soll
ein zukunfts- und patientenorientiertes Pflegekonzept aussehen?*
Begonnen wurde mit dieser Arbeit 1988, nachdem eine andere
Projektgruppe ein Pflegeleitbild entwickelt hatte.

Abschließend sei noch bemerkt, daß sich der Entwicklungs-
prozeß der Realisierung von Bezugspflege und weitergehenden
organisatorischen Veränderungen über Jahre hinzog und auch
im Erscheinungsjahr dieses Buches zwar fortgeschritten, jedoch
noch nicht abgeschlossen ist.

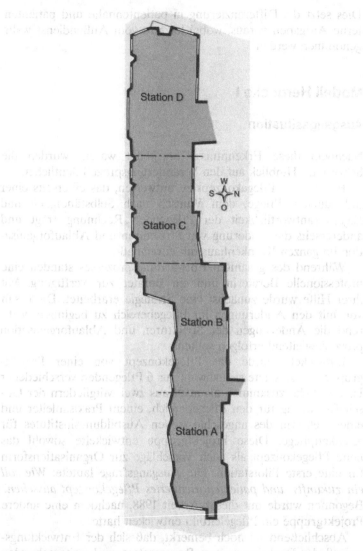

Abb. 7. Aufteilung der Stationen einer Ebene im Gemeinschaftskrankenhaus

Struktur

Das Krankenhaus Herdecke ist ein anthroposophisches Gemeinschaftskrankenhaus; es hat 484 Planbetten für die Regelversorgung in Fachabteilungen (Innere, Chirurgie, Gynäkologie/ Entbindung, Pädiatrie, Neurologie, Psychiatrie, Querschnitt, Intensivmedizin, Dialyse). Jede Fachabteilung untergliedert sich in Pflegegruppen für jeweils 16 Patienten. Je zwei benachbarte Pflegegruppen (A und B; C und D) bilden für den Nachtdienst eine Organisationseinheit. Durch versetzte Bauweise sind jeweils zwei Pflegegruppen von den beiden anderen Pflegegruppen einer Ebene optisch und faktisch getrennt (Abb. 7).

Die 16 Patienten sind in 2 Ein-Bett-Zimmern, 5 Zwei-Bett-Zimmern und einem Vier-Bett-Zimmer untergebracht. Sie werden von einem selbständigen Pflegeteam (s. unten) betreut, das für den Tag- und Nachtdienst 8 Planstellen für dreijährig examinierte Krankenschwestern und -pflegern hat. Hinzu kommen Praktikant(inn)en und/oder Zivildienstleistende und nicht auf den Stellenplan angerechnete Krankenpflegeschüler(innen) des angeschlossenen Ausbildungsinstitutes für Krankenpflege. Unterstützt wird das Pflegeteam der direkten Patientenpflege von einer hauswirtschaftlichen Mitarbeiterin. Dafür steht eine halbe Stelle zur Verfügung.

> **Zusammensetzung des Pflegeteams:**
>
> 8 Krankenschwestern/-pfleger (dreijährige Ausbildung),
> 1 Krankenpflegeschüler(in),
> 1 Praktikant(in) und/oder
> 1 Zivildienstleistender,
> 1 Hauswirtschafterin (1/2 Stelle).

Einer Pflegegruppe ist ein Stationsarzt (zumeist in der Facharztausbildung) und ein Arzt im Praktikum (AiP) zugeordnet. Der AiP ist jeweils zur Hälfte in der Pflegegruppe A und B tätig. Auch der leitende Facharzt ist für zwei Pflegegruppen verantwortlich.

Ausgangslage der Pilotstation I

Als Pilotstationen fanden sich zwei Pflegegruppen der inneren Abteilung. Das Pflegeteam übte bis zur Einführung der Bezugspflege eine abgewandelte Form der Gruppenpflege aus. Die Anzahl der Patienten wurde in zwei „Hälften" geteilt, und eine Pflegende übernahm für eine Schicht jeweils eine „Hälfte". Einzelne Pflegeaufgaben und -handlungen wurden jedoch funktionell ausgeführt, so beispielsweise die Arztvisite und Aufgaben, die Hilfskräfte übernahmen. Es gab keine Gruppenleitung. Die administrativen und organisatorischen Aufgaben wie Dienstplanung und Bestellwesen wurden auf die verschiedenen Teammitglieder verteilt. Im Rahmen der Dienstplanung bemühte man sich, Kontinuität in der „Hälften"-Betreuung zu ermöglichen, was auch meist über einen Zeitraum von einer Woche gelang.

Aus dem Stellenplan ergab sich eine kontinuierliche Tagdienstbesetzung von je zwei examinierten Pflegenden für den Frühdienst und für den Spätdienst. An einzelnen Tagen wurden im Frühdienst auch drei examinierte Pflegende eingesetzt.[3]

An Wochenenden und Feiertagen wurden zwei oder drei Pflegende pro Tag eingesetzt. Eine Nachtwache betreute zwei benachbarte Pflegegruppen.

Die Alltagssituation läßt sich so charakterisieren:

Nach der Übergabe von der Nachtwache an den Frühdienst wurden bestimmte Aufgaben an die Hilfskräfte delegiert. Die beiden Pflegenden sprachen sich ab, wer welche „Hälfte", wer welche patientenfernen Aufgaben übernahm und wer die Arztvisite begleitete. Es blieb dabei für Außenstehende unklar, welche Pflegende für welche Patienten zuständig war. So mußte sich die Krankengymnastin oft erst die zuständige Pflegende suchen bzw. sprach die erste an, die ihr über den Weg lief, diese gab dann die Information weiter, wenn sie nicht selbst zuständig war. Das Telefon – das häufig klingelte, weil die Patienten zur

---

[3] Hilfskräfte und Krankenpflegeschüler(innen) werden im weiteren Verlauf nur dann erwähnt, wenn es um deren speziellen Belange geht, jedoch nicht bei der Berechnung und Besetzung von Pflegekräften.

Diagnostik und Therapie abgerufen wurden – wurde von derjenigen bedient, die zufällig vorbeikam oder sich in der Nähe befand. Der Informationsfluß war oft träge, und die Störungen der Patientenpflege zeitweise erheblich. Weiterhin war es problematisch, daß die Pflegende, welche die Visite bei allen Patienten begleitete, nur über Patienten ihrer „Hälfte" gut informiert war, jedoch nicht über die Patienten der „Hälfte" ihrer Kollegin. Durch ihren Informationsvorsprung übte die „Visitenschwester" einen bestimmenden Einfluß auf die Übergabe vom Früh- zum Spätdienst aus. Der Pflegeprozeß und die Pflegeplanung wurden nur bei einzelnen schwerstpflegebedürftigen Patienten angewandt. Nur bei diesen wurde die Methode als hilfreich erlebt.

Das Modell

Beschreibung

Schwester Anne weiß aus der Besprechung in der gestrigen Übergabe, daß sie den neuen Patienten, Herrn Maier, übernehmen wird. Als Herr Maier ankommt, begrüßt sie ihn und stellt sich als seine Bezugspflegende vor. Sie weist ihn in sein Zimmer ein, stellt ihn seinem Mitpatienten vor und zeigt ihm die Station, nachdem er sich eingerichtet hat.

Im anschließenden pflegerischen Aufnahmegespräch teilt sie ihm mit, daß sie ihn heute am Ende ihres Dienstes an Schwester Helga übergeben wird, die sie für die Zeit ihrer Abwesenheit vertritt.

Nach dem Aufnahmegespräch füllt sie das Pflegestatusblatt (s. Abb. 8) aus und legt die Pflegedokumentation und -planung an, indem sie ihre Beobachtungen und Informationen auswertet und die notwendigen Eintragungen vornimmt. In die Dokumentation und auf die Plantafel im Dienstzimmer trägt sie sich als Bezugspflegende ein (s. Abb. 9). Am nächsten Morgen befragt sie den Patienten nach seinem Befinden und bespricht mit ihm den bevorstehenden Tag: wann welche diagnostischen Untersuchungen zu erwarten sind, wann die Arztvisite stattfindet, ob und wann er Besuch erwartet und was er für Fragen hat.

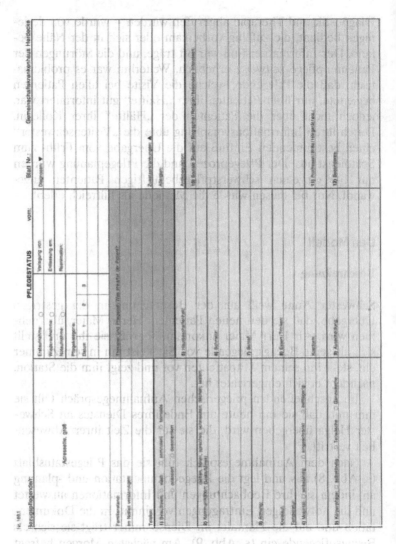

Abb. 8. Pflegestatusblatt in der Bezugspflege in Herdecke. (*Links oben* wird der Name der jeweiligen Bezugspflegenden eingetragen.)

Zi.-Nr.	Patient	Bezugs-pflegende	Pflege-stufe	Mo	Di	Mi	Do	Fr	Sa/So
240	Hr. Müller `Karin`	Karin	A1/S2						
240	Hr. Maier `Karin`	Karin	A2/S1						
241	Fr. Schulze `Karin`	Helga	A1/S1						
241	Fr. Schmidt `Karin`	Helga	A1/S1						
...	...								
248	Fr. Süß `Jürgen`	Maria	A1/S2						
248	Fr. Sauer `Jürgen`	Maria	A2/S2						
249	Hr. Lustig `Jürgen`	Jürgen	A3/S2						

Abb. 9. Plantafel in der Bezugspflege in Herdecke. Wie ersichtlich, ist die jeweilige Bezugspflegende hinter dem Patientennamen vermerkt. Die jeweilig im Dienst zuständige Pflegende wird mittels farbigem Magnetschild direkt im Feld des Patientennamens kenntlich gemacht

Vor der Visite bespricht die Pflegende mit dem Arzt das Therapie- und Pflegeziel. Da beide in ihren Aufnahmege- sprächen die Wünsche des Patienten erfahren haben, können sie seine Vorstellungen mit berücksichtigen. In der Visite stimmen sie mit Herrn Maier ab, welche Maßnahmen in den nächsten Tagen Priorität haben. Die Pflegende teilt dem Arzt ihre Beob- achtungen mit, und beide stimmen Schwerpunkte der weiteren Krankenbeobachtung so ab, daß die Pflegende weiß, welche Be- obachtungen für die Diagnosefindung und den weiteren Verlauf aus medizinischer Sicht wichtig sind.

Im Verlaufe des Vormittags führt sie – evtl. mit einer Prakti- kantin – die Pflegehandlungen selbst durch. Vor der Übergabe an den Spätdienst überprüft sie ihre Pflegeplanung und -doku- mentation und berichtet dann Schwester Helga in der Übergabe über Herrn Maier.

Am Ende des Aufenthaltes plant und führt sie ein Ab- schlußgespräch mit ihm. Sie überprüft die gesamte Pflegedoku- mentation (Abb. 10), schließt sie ab und wertet in einer ruhige- ren Stunde den Pflegeverlauf und die Pflegeplanung rückblik- kend aus. Dabei zieht sie für sich Schlüsse aus dem Erfolg oder Nichterfolg ihrer Pflegemaßnahmen.

Patientenzuteilung

Woher wußte Schwester Anne, daß sie Herrn Maier übernimmt; woher wissen die Pflegenden wer für die nächste Notaufnahme zuständig sein wird? Ein wichtiges Element der Bezugspflege- organisation ist die Patientenzuteilung. Sie läßt sich in verschie- dener Weise denken. So kann die Zuteilung vorgenommen wer- den durch

- eine Leitungsperson,
- eine bestimmte Pflegende,
- das Team,
- nach einem Verteilungsmodell.

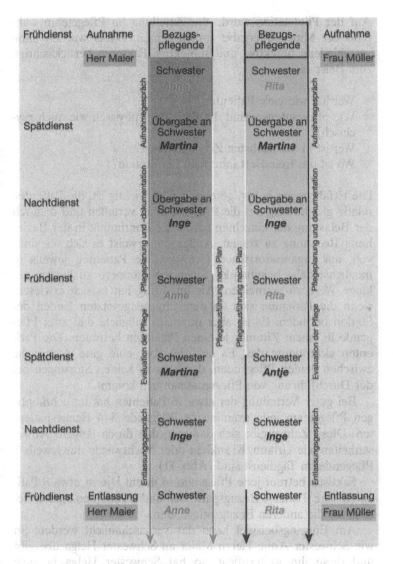

Frühdienst	Aufnahme	Bezugs-pflegende		Bezugs-pflegende		Aufnahme
	Herr Maier	Schwester *Anne*	Aufnahmegespräch	Schwester *Rita*	Aufnahmegespräch	Frau Müller
Spätdienst		Übergabe an Schwester *Martina*	Pflegeplanung und -dokumentation	Übergabe an Schwester *Martina*	Pflegeplanung und dokumentation	
Nachtdienst		Übergabe an Schwester *Inge*		Übergabe an Schwester *Inge*		
Frühdienst		Schwester *Anne*	Pflegeausführung nach Plan	Schwester *Rita*		
Spätdienst		Schwester *Martina*	Evaluation der Pflege	Schwester *Antje*	Evaluation der Pflege	
Nachtdienst		Schwester *Inge*		Schwester *Inge*		
Frühdienst	Entlassung Herr Maier	Schwester *Anne*	Entlassungsgespräch	Schwester *Rita*	Entlassungsgespräch	Entlassung Frau Müller

Abb. 10. Modell der Bezugspflege: Verantwortung für Aufnahme, Pflege-planung und -dokumentation, Evaluation und Entlassung liegen bei der Bezugspflegenden. Die Ausführungsverantwortung liegt sowohl bei der Bezugspflegenden als auch bei deren Vertretung

Auf der Pilotstation wurde die Zuteilung im Pflegeteam während der Mittagsübergabe vorgenommen. Dabei wurden dann verschiedene objektive und subjektive Faktoren berücksichtigt, zum Beispiel:

- Wer hat wie viele Patienten?
- Wie pflegeintensiv sind die Patienten (physisch wie auch psychisch)?
- Wer ist in der nächsten Zeit im Dienst?
- Wo ist das freie Bett innerhalb der Station?

Die Erfahrungen haben gezeigt, daß es wichtig ist, die Patienten relativ gleichmäßig auf die Pflegenden zu verteilen und dadurch der Belastung der einzelnen sowie der Kontinuität in der Beziehung Rechnung zu tragen. Außerdem erweist es sich als sinnvoll, aus organisatorischen Gründen die Patienten jeweils in möglichst nahe beieinander liegenden Zimmern zu haben, um lange Wege zu vermeiden. Als ungünstig hat es sich erwiesen, wenn die Patienten sich an den entgegengesetzten Enden der Station befinden. Es ist aber durchaus möglich, daß zwei Pflegende in einem Zimmer je einen Patienten betreuen. Die Patienten akzeptieren das. Es erfordet aber eine gute Absprache zwischen beiden Pflegenden, damit es zu keinen Störungen bei der Durchführung von Pflegemaßnahmen kommt.

Bei guter Verteilung der etwa 16 Patienten hat im achtköpfigen Pflegeteam jede examinierte Pflegende 3–4 Bezugspatienten. Diese Zahl ergibt sich dadurch, daß durch längere Abwesenheiten wie Urlaub, Krankheit oder Nachtwache nur jeweils 5 Pflegende im Tagdienst sind (Abb. 11).

Faktisch betreut jede Pflegende in ihrem Dienst etwa 8 Patienten: ihre 3 oder 4 Bezugspatienten und 4 Patienten stellvertretend für die anderen Bezugspflegenden.

Am Eingangsbeispiel kann das veranschaulicht werden: So wie Schwester Anne Herrn Maier an Schwester Helga übergibt und diese ihn weiterpflegt, so hat Schwester Helga ja auch Bezugspatienten, die dann umgekehrt von Schwester Anne in deren Abwesenheit weiterbetreut werden.

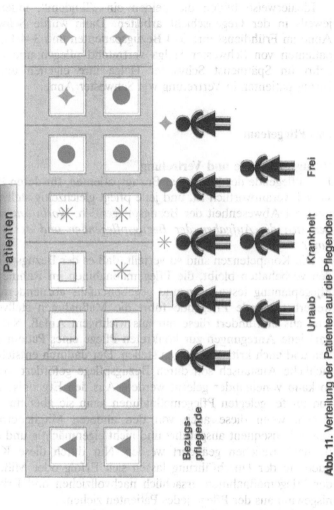

Abb. 11. Verteilung der Patienten auf die Pflegenden

Idealerweise bilden die beiden ein „Tandem", indem sie jeweils in der Gegenschicht arbeiten. Dann würde Schwester Anne im Frühdienst ihre 3–4 Bezugspatienten und 3–4 Bezugspatienten von Schwester Helga vertretend pflegen und umgekehrt im Spätdienst Schwester Helga ihre eigenen und die Bezugspatienten in Vertretung von Schwester Anne.

Das Pflegeteam

Bezugspflegende und Vertretung

Jede Pflegende des *Teams* hat Bezugspatienten, für deren Pflege sie voll verantwortlich ist, und jede pflegt gleichzeitig stellvertretend bei Abwesenheit der Bezugspflegenden. *Worin unterscheiden sich die Aufgaben der Bezugspflegenden und der Vertretung?*

Die Kompetenzen sind so verteilt, daß es der Bezugspflegenden vorbehalten bleibt, die Pflegemaßnahmen im Rahmen der Pflegeplanung festzulegen und gegebenenfalls abzuändern. Die weiterbetreuende Pflegende führt die Maßnahmen stellvertretend aus und ändert diese nur aus wichtigem Anlaß. Natürlich darf jede Anregungen zur konkreten Pflege eines Patienten geben und auch kritische Fragen stellen. Der dadurch entstehende fachliche Austausch soll durch Bezugspflege gefördert werden; so kann voneinander gelernt werden. Aus den Ergebnissen der von ihr festgelegten Pflegemaßnahmen kann sie aber nur dann lernen, wenn diese auch von den anderen Mitgliedern des Teams konsequent ausgeführt und nicht eigenmächtig und situativ nach Belieben geändert werden. Nur durch diese Konsequenz in der Durchführung lassen sich Erfolg oder Mißerfolg der Pflegemaßnahmen ursächlich nachvollziehen und Erkenntnisgewinn aus der Pflege jedes Patienten ziehen.

Da jede Bezugspflegende mit den gleichen Aufgaben betraut ist, stehen sich im Team die Pflegenden gleichberechtigt gegenüber. Jede plant ihre Pflege selbständig und eigenverantwortlich und setzt sich der Kritik ihrer Kolleginnen aus. Sie kann aber auch selbst den anderen Bezugspflegenden Anregungen geben oder diese kritisieren. Jede Pflegende ist über ihre Bezugspatienten so gut informiert, daß man sie als Spezialistin für diese bezeichnen kann. Planung, Koordination und Ausführung der Pflege sind bei jeder einzelnen Pflegenden vereinigt.

Im gesamten Spektrum der Pflege gibt es Aufgaben und Pflegehandlungen, die der Bezugspflegenden vorbehalten sind. Prinzipiell handelt es sich um die Aufnahme des Patienten, das Aufnahmegespräch mit Pflegeanamnese und die Pflegeplanung. Wenn sie im Dienst ist, begleitet sie die Visite und fungiert als Ansprechpartnerin für den Patienten, dessen Angehörige und Freunde, für den Arzt und die Therapeuten in allen wichtigen Fragen. Andere Pflegehandlungen sind delegierbar oder von anderen Mitgliedern des Pflegeteams zu übernehmen.

Krankenpflegeschülerinnen
Auf der Bezugspflegestation betreuen *Krankenpflegeschülerinnen* zusammen mit einer examinierten Pflegenden deren Patienten. Gemeinsam besprechen sie, welche Pflegemaßnahmen die Auszubildende gemäß den Zielen ihres Einsatzes und ihres Ausbildungsstandes übernimmt. Vom Ausbildungsstand hängt auch der Selbständigkeitsgrad ihrer Arbeit ab. So wird eine Oberkursschülerin einen Bezugspatienten haben können, und die examinierte Pflegende hält sich ganz im Hintergrund, während eine Unterkursschülerin mehr der Bezugspflegenden assistierend zur Seite stehen wird.

Zivildienstleistende und Praktikantinnen
Diese werden einer examinierten Pflegenden zugeordnet. Das erfolgt in der Regel zu Dienstbeginn und kann sich am Arbeitsumfang orientieren, der vielleicht bei einer der beiden Pflegenden größer ist. Es ist aber auch gut möglich, diese Hilfskräfte von beiden Pflegenden wechselweise mit Einzelaufgaben zu betrauen. Es ist unvermeidbar, Einzelhandlungen an sie zu delegieren und damit funktionelles Arbeiten bewußt zuzulassen. Wenn dies vor dem Hintergrund geschieht, daß es eine verantwortliche und zuständige Bezugspflegende gibt, so ist der Einsatz von Hilfskräften legitim, solange sich der Einsatz an deren Wissen und Fertigkeiten orientiert. Bei der zugestandenen Personalsituation sehen wir für dieses Problem noch keine andere Lösung.

Zusammenarbeit mit anderen Berufsgruppen

Die Bezugspflegende ist die Hauptansprechpartnerin für die Ärzte (Stationsarzt, Facharzt, Konsiliararzt), die Therapeut(inn)en, die medizinisch-technischen Assistentinnen der diagnostischen Abteilungen und die Mitarbeiterinnen der Versorgungsdienste und der Verwaltung. Damit diese die jeweils zuständige Bezugspflegende oder deren Vertretung ansprechen können, befindet sich im Dienstzimmer eine Plantafel mit den Patientennamen. Hinter dem Patientennamen ist die zuständige Bezugspflegende vermerkt sowie wer von den Pflegenden den Patienten in der aktuellen Schicht betreut (s. Abb. 9, S. 103). Damit wird gewährleistet, daß die anderen Mitarbeiterinnen kompetente Auskunft erhalten und daß die Informationen direkt weitergegeben werden.

Patientennahe und patientenferne Aufgaben

Bisher wurde lediglich erwähnt, daß eine Unterteilung in patientennahe und patientenferne Aufgaben eine wichtige Voraussetzung für die Bezugspflege ist. Wie sieht das in der Praxis aus? In der Ausgangslage der Pilotstation wurde beschrieben, daß es keine Gruppenleitung gab und statt dessen bestimmte organisatorische und administrative Aufgaben auf die einzelnen Teammitglieder verteilt wurden. Das hatte zur Folge, daß die Patientenpflege teilweise erheblich gestört wurde. So kam es nicht selten vor, daß alle Pflegenden am Patienten tätig waren und ein Anruf eine der Pflegenden vom Bett wegrief.

Um patientennahe und patientenferne Aufgaben trennen zu können, wurden zunächst alle Aufgaben der Pflegenden innerhalb einer Station aufgelistet und dann nach patientennahen und patientenfernen Aufgaben differenziert.

Die *patientenfernen Aufgaben* wurden einem Teammitglied übertragen. Für diese Funktion wurde der Begriff *Außendienst* gewählt (Abb. 12).

Die *patientennahen Aufgaben* (s. Abb. 12) betreffen die Tätigkeiten der Pflegenden „am Patienten", die Betreuung des

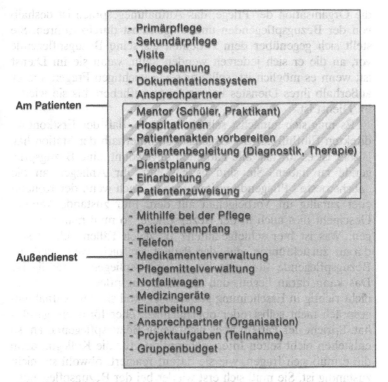

Am Patienten ———
- Primärpflege
- Sekundärpflege
- Visite
- Pflegeplanung
- Dokumentationssystem
- Ansprechpartner

- Mentor (Schüler, Praktikant)
- Hospitationen
- Patientenakten vorbereiten
- Patientenbegleitung (Diagnostik, Therapie)
- Dienstplanung
- Einarbeitung
- Patientenzuweisung

Außendienst ———
- Mithilfe bei der Pflege
- Patientenempfang
- Telefon
- Medikamentenverwaltung
- Pflegemittelverwaltung
- Notfallwagen
- Medizingeräte
- Einarbeitung
- Ansprechpartner (Organisation)
- Projektaufgaben (Teilnahme)
- Gruppenbudget

Abb. 12. Patientennahe und patientenferne Aufgaben im Bezugspflege-modell Herdecke

Patienten von seiner Aufnahme bis zur Entlassung durch seine Bezugspflegende bzw. deren Vertreterin. Mann (1984) zitiert Untersuchungen, die belegen, wie wichtig die erste Begegnung für die Beziehungsaufnahme zwischen zwei Menschen und den Verlauf dieser Beziehung ist. *Wie* der erste Kontakt sich gestaltet, ist entscheidend für die Qualität der weiteren Beziehung. Dies gilt uneingeschränkt auch für die pflegerische Beziehung. Deshalb sind der Erstkontakt und das *Aufnahmegespräch* von elementarer Bedeutung, sowohl für die Beziehung als auch für die Organisation der Pflege; das Aufnahmegespräch ist deshalb von der Bezugspflegenden unbedingt selbst durchzuführen. Sie stellt sich gegenüber dem Patienten als seine Bezugspflegende vor, an die er sich jederzeit wenden kann, wenn sie im Dienst ist; wenn es möglich ist, sollte er seine wichtigen Fragen, die er außerhalb ihres Dienstes hat, so lange aufheben, bis sie wieder im Dienst ist.

Es mag sich zunächst seltsam anhören, daß der Erstkontakt direkten Einfluß auf die Organisation innerhalb der Station hat. Bisher ist es für fast alle Patienten ungewohnt, eine Bezugspflegende zu haben. Sie sind es gewohnt, ihr Anliegen an die „nächstbeste" Pflegende weiterzugeben, auch wenn der Kontakt eher zufällig im Vorbeigehen auf dem Flur zustande kommt. Geschieht dies auch in der Bezugspflege, so muß man sich fragen: Was ist hier schiefgelaufen? In vielen Fällen läßt es sich darauf zurückführen, daß der Patient gar nicht weiß, daß die Bezugspflegende für seine Fragen und Anliegen zuständig ist. Das kann daran liegen, daß sie als Bezugspflegende noch gar nicht richtig in Erscheinung getreten ist, weil sie das Aufnahmegespräch nicht selbst oder oberflächlich, eher förmlich, geführt hat. Spricht der Patient aber nicht seine Bezugspflegende an, so entstehen nicht selten Interessenkonflikte für die Kollegin, denn diese muß sich fragen, wie sie darauf reagiert, obwohl sie nicht zuständig ist. Sie muß sich erst wieder bei der Bezugspflegenden informieren, ob sie ihm die Bitte nach einer weiteren Dosis der Bedarfsmedikation erfüllen kann. Verweist sie ihn an seine Bezugspflegende, kann das als Zurückweisung verstanden werden. Geht sie aber auf ihn ein, so wird ihr eigener Arbeitsprozeß gestört, da sie einerseits auf diesen Patienten nicht eingestellt ist und es andererseits zur Unterbrechung des geplanten Pflegeablaufes bei ihrem Patienten kommt. Für die Bezugspflegende entsteht ein Bruch, weil ihr die Information nicht selbst zukommt oder aber verzögert wird oder das – aus mangelnder Kenntnis der Situation – falsche Reagieren ihrer Kollegin korrigiert werden muß. Das ist nicht so unwahrscheinlich, weil mit der für diesen Patienten zuständigen Bezugspflegenden eine Pflegende im Dienst ist, die mit Sicherheit diesen Patienten nicht pflegt und damit wenig Informationen über ihn hat.

Die Erfahrungen haben gezeigt, daß in den Fällen, wo der Erstkontakt zwischen Patient und Bezugspflegender gut ist, die Patienten sich eindeutig „ihrer" Pflegenden zuwenden und die oben beschriebenen Komplikationen nicht auftreten.

Da die Bezugspflegende für den Patienten verantwortlich ist, muß sie dafür Sorge tragen, daß alle relevanten Informationen zur Verfügung stehen. Das Aufnahmegespräch dient außer dem gegenseitigen Kennenlernen und der Beziehungsaufnahme der *Erhebung der Pflegeanamnese.* Diese ist umfassender als die Erfassung von Pflegeproblemen und Ressourcen des Patienten. Aus professioneller Sicht spielen die Berücksichtigung von persönlichen Gewohnheiten, Tagesrhythmus, was der Patient will und kann, für die Pflege eine entscheidende Rolle und haben deshalb einen hohen Stellenwert für die Pflegeplanung.

Entsprechend dem Pflegeprozeßmodell werden die Informationen aus dem Aufnahmegespräch im Patientenstammblatt und im Pflegestatusblatt dokumentiert. Wesentliches Hilfsmittel, um die Informationen in die notwendigen Pflegemaßnahmen umzusetzen, ist die *Pflegedokumentation mit der Pflegeplanung.* Sowohl die aus der fachlichen pflegerischen Sicht objektiv richtigen Pflegemaßnahmen finden Berücksichtigung als auch die subjektiven Anliegen und Wünsche des Patienten, soweit sie sich realisieren lassen. Die Einbeziehung des Patienten in die Planung seiner individuellen Pflege erfolgt nach seinen Wünschen und Möglichkeiten.

Die *Änderung und Anpassung der Pflegeplanung* bleibt der Bezugspflegenden vorbehalten. Wie bereits weiter oben erwähnt, sind akute Situationen und Notfälle natürlich ausgenommen. Einflußmöglichkeit auf die Pflegeplanung haben die anderen Pflegenden durch direktes Nachfragen bei der Bezugspflegenden.

Neben der Pflegeplanung ist die Bezugspflegende natürlich auch für die *fortlaufende Dokumentation* der durchgeführten Pflegemaßnahmen verantwortlich. Deshalb ist jede Pflegedokumentation und auch -planung namentlich gekennzeichnet. Zwar muß jede Pflegende die während ihres Dienstes von ihr durchgeführten Pflegemaßnahmen und Medikamentengaben sowie die Untersuchungen und therapeutischen Maßnahmen dokumentieren, doch die Bezugspflegende hat sich davon zu überzeugen, daß die Dokumentation richtig und vollständig auch während ihrer Abwesenheit geführt worden ist.

In diesem Zusammenhang ist ein Phänomen mit der Einführung von Bezugspflege zu beobachten. Es entsteht ein viel stärkeres Interesse, die vorhandenen Informationen und festgelegten Pflegemaßnahmen an die Kolleginnen weiterzugeben. Begründet in der Verantwortung für ihre Bezugspatienten ist es der Pflegenden ein Anliegen, so zu dokumentieren, daß ihre Kolleginnen problemlos die begonnene Pflege fortführen können. In der Bezugspflege entdecken die Pflegenden, wie hilfreich Pflegeprozeß und -dokumentation sein können. Sie werden als Hilfe und nicht mehr nur als notwendiges Übel erlebt.

Nach dem Modell erfährt auch die *Übergabe* durch die Bezugspflege eine Veränderung. Statt der Übergabe an die ganze Gruppe ist das Kernelement die Übergabe zwischen zwei Pflegenden. Die abgebende Pflegende muß sowohl ihre Bezugspatienten als auch die Patienten, die sie vertretend gepflegt hat, aus den eigenen in die Hände der übernehmenden Pflegenden geben. Sie hat bereits vor der Übergabe die von ihr betreuten Patienten darüber informiert, wer sie am Nachmittag pflegt. Damit sie verantwortlich arbeiten kann, will die übernehmende Pflegende gezielte Informationen haben, um die Pflege entsprechend fortführen zu können. Diese Übergabe findet idealerweise am Patientenbett statt, um einerseits die Übergabe für den Patienten sichtbar zu vollziehen und andererseits ihn miteinbeziehen zu können. Im Stationsalltag findet diese wünschenswerte Form der Übergabe bisher noch nicht statt. Die Gründe hierfür sind bereits beschrieben worden („Primary Nursing", S. 86) und werden noch weiter ausgeführt („Umstellung auf Bezugspflege", S. 150). Es käme einer Überforderung und Verkennung der Realität gleich, alle Elemente der Bezugspflege gleichzeitig einführen zu wollen.

Die Übergabe betreffend, die zwischen der übergebenden und der übernehmenden Pflegenden stattfinden muß, hat sich aber gezeigt, daß es ein umfassenderes Informationsbedürfnis auch bei den anderen Pflegenden sowie den Praktikantinnen und Zivildienstleistenden gibt. Während die Pflegenden zumindest wissen müssen, welche Patienten außer den eigenen noch auf der Station sind und worum es bei ihnen pflegerisch und medizinisch geht, sind die Helferinnen geradezu darauf angewiesen, dies zu erfahren, da sie bei allen Patienten nur punktuell eingesetzt werden. Das hat sich für die Wochenenden und Feiertage, wenn mit der „halben" Besetzung gearbeitet wird, auch als notwendig erwiesen. Sicherlich wäre eine andere Wochenendbesetzung wünschenswert. Da die Stellenplansituation jedoch keine beliebige und nach qualitativen Gesichtspunkten noch so wünschenswerte Ausweitung zuläßt, ginge – bei der derzeitigen Organisation des Krankenhausbetriebes – mit seinem Arbeitsschwerpunkt Montag bis Freitag und von 8.00 bis 17.00 Uhr dieses in nicht tragbarer Weise zu Lasten der Werktagbesetzung.

Deshalb läßt es sich nicht vermeiden, daß jede Pflegende am Wochenende und an den Feiertagen –wenn auch nur vorübergehend – auch solche Patienten pflegen muß, für die sie in der Woche nicht zuständig ist.

Ein Teil der relativ langen Übergabezeit von 60 Minuten wird dafür genutzt, um gemeinsam schwierige Pflegesituationen besprechen zu können und andere Fortbildungsthemen wie Pflegeplanung, äußere Anwendungen und neue Pflegetechniken gruppenintern durchzuführen.

Die *Arztvisite* erhält in der Bezugspflege einen anderen Stellenwert. Hier kann in der Dreierbeziehung Patient–Arzt–Pflegende der notwendige Austausch über das Anliegen des Patienten, die aktuellen medizinischen und pflegerischen Maßnahmen und Beobachtungen stattfinden. Deshalb beschränkt sich die Visite in aller Regel auch auf diesen Personenkreis und erweitert sich an bestimmten Tagen um den Facharzt oder evtl. um eine Krankenpflegeschülerin. Nach Bedarf wird eine der Therapeutinnen hinzugezogen. Wichtig ist, daß der Charakter der Visite so gehalten wird, daß der Patient sich einbringen kann und die medizinischen und pflegerischen Maßnahmen so besprochen werden, daß der Patient mit einbezogen ist. Er kann sich darauf verlassen, daß seine Anliegen berücksichtigt werden und er in die Entscheidungen über Therapie, Diagnostik und Pflege mit einbezogen wird.

Es findet ein Rollenwechsel der Pflegenden statt. Anstelle Schreibkraft, stumme Zuhörerin oder günstigstenfalls Vermittlerin zwischen Patient und Arzt zu sein, bringt sie eigene pflegerische Überlegungen und Prioritäten mit ein. Daneben vermittelt sie weiterhin, nimmt aber diese Aufgabe bewußter wahr und fungiert als Anwalt des Patienten (s. Episoden III + VII, S. 17 und 42).

Im *Außendienst* werden – wie bereits eingangs zu diesem Abschnitt erwähnt – die *patientenfernen Aufgaben* zusammengefaßt. Der Begriff Außendienst wurde deshalb gewählt, weil er einerseits alle Anfragen und Anliegen, die von außen, das heißt von außerhalb der Station kommen, bearbeiten soll und andererseits die patientenferne Organisation innerhalb der Pflegegruppe gewährleisten soll. Hauptaugenmerk liegt aber eindeutig auf den Außenkontakten, da diese den zeitmäßig größten Anteil an den Aufgaben und damit auch den größten Störfaktor für die Patientenpflege darstellen.

Der Außendienst wurde zunächst einer Pflegenden aus dem Team übertragen. Sie sollte diese Funktion für einen Zeitraum von mindestens drei Monaten im Sinne einer Rotation ausüben. Einerseits sollte die regelmäßige Arbeitszeit von etwa 8.00 Uhr bis 16.30 Uhr ohne Wochenenddienst für einen Zeitraum von drei Monaten eine Erholungsphase vom Schichtdienst sein. Andererseits besteht für manche Pflegende ein Erholungswert darin, in diesem begrenzten Zeitraum keine direkte Pflegearbeit am Patienten auszuführen und nur mittelbaren Kontakt zu den Patienten zu haben, mit der Möglichkeit, doch im Stationsgeschehen und damit im Team zu bleiben.

Es hat sich aber bald schon gezeigt, daß wenig Interesse seitens der Pflegenden an dieser Aufgabe bestand. Mittlerweile wird diese Stelle auch von dafür eingestellten Arzthelferinnen bekleidet.

Episode XI:

Diese Episode beschreibt das Aufgabenfeld des Außendienstes: Schwester Bärbel kommt um 8.00 Uhr zum Dienst. Sie informiert sich anhand der Plantafel im Dienstzimmer über die Patienten sowie darüber, welche Pflegende für welche Patienten zuständig sind. Durch die Farbmarkierungen kann sie leicht nachvollziehen, welche Patienten von der jeweiligen Bezugspflegenden betreut werden und welche Patienten vertretend betreut werden. Da der Außendienst für beide benachbarte Pflegegruppen zuständig ist, holt sie sich diese Informationen auch von der anderen Pflegegruppe.

Das Telefon das sich für beide Pflegegruppen zusammenschalten läßt, läutet, und ein Patient wird zu einer Röntgenuntersuchung abgerufen. Da der Patient gehbehindert ist und im Rollstuhl gefahren werden muß, ruft sie den Patientenbegleitdienst an und informiert die zuständige Pflegende. (Bei einem Patienten, den sie noch nicht kennt, würde sie zunächst die Pflegende fragen und erst dann den Patientenbegleitdienst rufen.) Inzwischen heftet sie Befunde vom Vortag in die Patientendokumentationen. Nachdem ihr ein Patient aus der Notaufnahme angekündigt ist, informiert sie die Pflegende, die diesen Patienten aufnehmen wird. Später, als die Pflegenden gemeinsam frühstücken gehen, hütet sie die Station. Sie empfängt zwei einbestellte Patienten und überbrückt die Zeit, bis die Bezugspflegende sich ihnen widmen kann. Am späten Vormittag trifft sie sich mit beiden Stationsärzten und der Stationssekretärin, um einen Überblick über die Entlassungen und einzubestellenden Patienten zu bekommen. Bei dieser Besprechung achtet sie auf die Pflegeintensität der aufzunehmenden Patienten und deren richtige Verteilung auf die beiden Pflegegruppen. Diese Information bringt sie in die Mittagsübergabe ein und bereitet so die Patientenzuteilung vor.

Je nach Arbeitsanfall stellt sie manchmal für die Pflegenden die Medikamente bereit, überprüft dann den Standardmedikamentenbestand und bestellt gegebenenfalls fehlende Medikamente. Da am frühen Nachmittag meist weniger Arbeitsanfall ist, bestellt sie dann Pflegemittel. Ihre weiteren Aufgaben sind das Entsorgen und Neuansetzen von Desinfektionslösungen, das Auffüllen von Spritzen, Kanülen usw. und das Vorbereiten von Dokumentationsmappen für Neuaufnahmen.

Eine weitere Aufgabe für den Außendienst könnte die Dienstplanung sein, da es sich dabei ebenfalls um eine patientenferne Aufgabe handelt. Auf der Pilotstation verblieb diese Aufgabe aber bei der Pflegenden, die das zuvor schon gemacht hatte.

Bezugspflege ist ein Pflegekonzept zur Professionalisierung der Pflege. Sichtbar wird das in der Selbständigkeit und in dem Grad der Verantwortung, die die Pflegenden übernehmen. Die einzelne Pflegende ist in ihrer Fachkompetenz und in ihrer Persönlichkeit gefragt. Die Praxis der Bezugspflege bringt es mit sich, daß die individuellen Stärken und Schwächen sowohl auf der fachlichen als auch auf der persönlichen Ebene sichtbar werden. Die Bereitschaft, diese durch Fortbildungen auszugleichen, ist hoch und entspricht der allgemeinen Tendenz, Pflege kompetenter ausüben zu wollen. Seitens des Krankenhauses wurde sowohl das Fortbildungsprogramm daraufhin verändert als auch ein einjähriger Bezugspflegekurs konzipiert und eingerichtet, in dem sich Pflegende berufsbegleitend für die Bezugspflege systematisch weiterqualifizieren können. Dieser Bezugspflegekurs soll zu einer Fachweiterbildung entwickelt werden, um Pflegenden eine Laufbahn am Patientenbett zu eröffnen. Das Abschlußzertifikat des Kurses wird hausintern eine Anerkennung wie andere Fachweiterbildungen in der Pflege erhalten.

Ärzte und Therapeuten stellen zunehmend Ansprüche an die Bezugspflege und fordern einerseits die Fachkompetenz ein, und andererseits wächst die Bereitschaft zur interprofessionellen Zusammenarbeit. Pflege wird insofern mehr wahrgenommen und findet auch mehr Anerkennung. Das Gefühl der Zufriedenheit nimmt in dem Maße zu, wie es gelingt, Hand in Hand zu arbeiten. Es findet ein Wechsel der Rolle, die die Pflegende einnimmt, statt – von der Gehilfin zur Partnerin.

Der vorausschauenden Planung (Abstimmung von Dienstplanung und Patientenzuteilung) kommt eine hohe Bedeutung zu. Ein besonders kritischer Punkt ist die richtige und sorgfältige Patientenzuteilung.

Die Aufgabenteilung innerhalb der Station in patientennahe und patientenferne Aufgaben hat sich als sehr
sinnvoll erwiesen: Es kehrt mehr Ruhe in die Patientenpflege ein, und die Störungen nehmen ab. Eine gute
Beschreibung der Aufgabenbereiche und deren Abgrenzung voneinander ist Voraussetzung dafür, daß rei-
bungslos miteinander gearbeitet werden kann.

Durch die Neuorganisation wurde die Komplexität und
die Bedeutung der pflegerischen Arbeit als Nahtstelle
zwischen Patient und allen anderen Mitarbeitern im
Krankenhaus deutlicher und bewußter.

Wie erwartet, blieben die Änderungen nicht auf den
Pflegebereich beschränkt, sondern es haben sich eine
Reihe von Umorganisationen für andere Berufsgruppen
ergeben: die Visite für die Ärzte, die Zusammenarbeit
mit Physio- und anderen Therapeuten und die Organisation zwischen der Station und den Diagnostikabtei-
lungen. Es wurden Absprachen getroffen, aber es bedarf noch mancher Veränderung, bis die Krankenhausorganisation (wie etwa bei der Terminplanung für Diagnostik und Therapie) den Stationsablauf in ihren Mittelpunkt stellt (s. Abschn. ,,Auswirkungen auf Kranken-
hausstrukturen'', S. 177).

Die Einführung der Bezugspflege auf den einzelnen
Pilotstationen wurde als Projekt durchgeführt. Für die
Leitung der Projekte war ein Pflegender freigestellt worden, dessen Aufgabe darin bestand, die Pflegenden in
der Umstellungsphase zu unterstützen. Es handelte
sich um das Entwickeln der Pflegedokumentation und
der Plantafeln, die Koordinierung von Projektgruppen-
treffen auch mit Mitarbeitern aus anderen Abteilungen
und die Evaluation der Einzelprojekte sowie des Ge-
samtprojektes.

Modell Herdecke II

Was zur Ausgangssituation und Struktur des Krankenhauses gesagt werden kann, ist bereits beim Modell Herdecke I dargelegt
worden (s. S. 97).

Ausgangslage der Pilotstation II

Es handelt sich um eine Station für 18 rückenmarkverletzte Patienten, die nach der Akutphase rehabilitativ zur Behandlung
oder zum Auftrainieren von Aktivitäten des täglichen Lebens
zur Aufnahme gekommen sind. Es handelt sich um Patienten
mit einer langen Verweildauer (60 Tage im Durchschnitt), und
es finden keine Akutaufnahmen statt. Die Patienten sind in
Einzel- und Zweibettzimmern untergebracht und werden von
einem Pflegeteam betreut, dem 21 Planstellen für den Tag- und
Nachtdienst zur Verfügung stehen. Auch hier sind fast ausschließlich dreijährig examinierte Pflegende eingesetzt. Der
Nachtdienst ist doppelt besetzt. Hinzu kommen Praktikantinnen
und 2 Zivildienstleistende und die nicht auf den Stellenplan
angerechneten Krankenpflegeschülerinnen des angeschlossenen
Ausbildungsinstitutes für Krankenpflege. Es gibt eine hauswirtschaftliche Mitarbeiterin mit einer vollen Stelle.

> **Zusammensetzung des Pflegeteams:**
>
> 21 Pflegende,
> 1–2 Krankenpflegeschülerinnen,
> 1 Praktikantin,
> 2 Zivildienstleistende,
> 1 Hauswirtschafterin.

Die Pflegegruppe arbeitet mit einem Facharzt als Stationsarzt
und mit Physio-, Ergo- und Kunsttherapeut(inn)en eng zusammen.

Trotz dieser sehr großen Gruppe von Pflegenden gab es
keine Gruppenleitung. Auch auf dieser Station wurden die orga-

nisatorischen und administrativen Aufgaben unter den erfahrenen Pflegenden aufgeteilt.

Die Probleme lagen vor allen Dingen aber in der Diskontinuität der Patientenbetreuung und in einer zunächst nicht in den Griff zu bekommenden Pflegedokumentation. Diese erforderte eine andere Form als herkömmliche Patientendokumentationen wegen der Komplexität der Pflegeprobleme und der Notwendigkeit, deren Verlauf über lange Zeiträume verfolgen zu können.

Außerdem gab es Spannungen zwischen Pflegenden und Ärzten sowie zwischen den Pflegenden, die nicht konkret festzumachen waren, sondern ihre Ursache in den oben beschriebenen Problemen hatten.

Aus dem Stellenplan ergab sich eine Tagdienstbesetzung von 6 Pflegenden im Frühdienst und 5 im Spätdienst. Am Wochenende und an Feiertagen wurde mit der „halben" Besetzung gearbeitet.

Nach der Übergabe von der Nachtwache erfolgte die Einteilung der Pflegenden für die jeweiligen Patienten. Eine Pflegende begleitete die Arztvisite bei allen Patienten und arbeitete diese aus. Wie auf der Pilotstation I war es problematisch, daß die Pflegende zwar gut informiert war über die Patienten, die sie selbst pflegte, jedoch nicht genügend über die anderen Patienten. Auf der anderen Seite übte die „Visiten-Schwester" durch ihren Informationsvorsprung einen bestimmenden Einfluß auf die Übergabe vom Früh- zum Spätdienst aus.

Insgesamt betrachtet, waren die Probleme im Modell II denen vom Modell I erstaunlich ähnlich, obwohl es sich um eine andere Fachdisziplin handelt und es auf dieser Station keine Notaufnahmen gibt.

Das Modell

Beschreibung

Auf der Pilotstation II gibt es nur 3 Bezugspflegende. Sie betreuen jeweils 6 Patienten in drei nebeneinanderliegenden

Zimmern für einen Zeitraum von mindestens drei Monaten. Während dieser Zeit hat jede eine feste Arbeitszeit von 6.30 Uhr bis 14.30 Uhr und arbeitet höchstens an einem Wochenende im Monat. Die anderen Pflegenden machen den üblichen Früh- und Spätdienst, so daß im Frühdienst mit jeder Bezugspflegenden noch eine weitere examinierte Pflegende fest zusammenarbeitet.

Die *Aufgaben der Bezugspflegenden* sind dieselben, wie im Modell I beschrieben. Sie empfängt neue Patienten, weist sie in die Station ein, führt Aufnahmegespräche, stimmt mit dem Arzt Therapie- und Pflegeziel ab und legt Pflegeplanung und -dokumentation an, die sie verantwortlich weiterführt. Sie begleitet die Visite und ist Ansprechpartnerin für ihre Patienten, deren Angehörige und die Therapeuten. Darüber hinaus führt sie einen Teil der Pflegehandlungen selbst aus.

Patientenzuteilung

Die Patientenzuteilung gestaltet sich in diesem Modell wesentlich einfacher. Die Patienten kommen alle angemeldet zur Aufnahme. Immer dann, wenn ein Patient entlassen wird, kommt ein neuer Patient. Eine weitere Erleichterung bei der Patientenzuteilung und deren Planung ist die relativ gleiche Pflegeintensität der Patienten.

Das Pflegeteam

Bezugspflegende und Vertretung

Auf der Pilotstation II rotiert die Aufgabe, Bezugspatienten zu übernehmen, im Team. Die Rotation ermöglicht eine Vorplanung, die es der Bezugspflegenden erlaubt, sich darauf einzustellen. Während der 3 Monate nimmt sie keinen Urlaub und arbeitet kontinuierlich. Für einzelne Tage, an denen sie frei hat, kann sie von der Pflegenden vertreten werden, mit der sie zusammenarbeitet. Da in diesem Modell eine sehr gute Kontinuität seitens der Bezugspflegenden mit einer langen Verweildauer der Patienten gepaart ist und es nur sehr selten akute Pflegesituationen gibt, die eine sofortige Änderung der Pflegemaßnahmen erfordern, ist die Vertretung unproblematisch. Sobald eine Pflegende eine Patientengruppe als Bezugspflegende neu übernimmt, macht sie mit der bisherigen Bezugspflegenden eine ausführliche Übergabe. Anschließend erhebt sie für jeden Patienten selbst einen neuen Pflegestatus und erneuert die Pflegeplanung.

Pflegedokumentation

Die Pflegedokumentation stellte ein besonderes Problem dar, da es für die querschnittgelähmten Patienten weder auf der Pilotstation noch in Fachkliniken eine für gut befundene Pflegedokumentation gab. Eine der ersten Aktivitäten bei der Einführung der Bezugspflege bestand darin, daß eine Arbeitsgruppe – bestehend aus Pflegenden der Station und einem Projektbegleiter – ein neues Dokumentationssystem entwickelte. Ein Entwurf wurde in der Praxis erprobt und den Anforderungen angepaßt, so daß dieser Punkt zufriedenstellend gelöst wurde.

Weitere Schwerpunkte

Im Modell I wurde noch zu folgenden Punkten Stellung genommen:

- Krankenpflegeschüler(innen),
- Zivildienstleistende und Praktikant(inn)en,
- Zusammenarbeit mit anderen Berufsgruppen,
- patientennahe und patientenferne Aufgaben,
- Aufnahmegespräch,
- Pflegeplanung,
- Übergabe,
- Arztvisite.

Für diese Punkte sei auf die Ausführungen im Modell I hingewiesen, da sie auch für Modell II Gültigkeit haben.

Modell Filderklinik

Ausgangssituation

Im Sommer 1989 formierte sich eine Gruppe Pflegender aus der Praxis, der Ausbildung und der Abteilungsleitung sowie zeitweise ein Arzt. Wir Pflegenden sahen unser Anliegen darin, die allgemein bekannten Probleme der Pflege aktiv anzugehen und uns nicht allein in Forderungen nach Verbesserung der Rahmenbedingungen wie Bezahlung, Stellenschlüssel und Image zu erschöpfen. Statt nur äußerliche Formen zu verändern, wollten wir uns der Pflege inhaltlich nähern und eigene Ideen entwikkeln. Diese selbsterarbeiteten Inhalte und Verbesserungsansätze wollten wir in der Praxis erproben in einem auf zwei Jahre angelegten Projekt.

Durch die Ausgangsfrage wird hier zusätzlich zur Darstellung von Bezugspflege noch ein Ansatz beschrieben werden, der in diesem Projekt nicht von der Bezugspflege zu trennen ist. Es handelt sich hierbei um das Hinterfragen bestimmter Pflegehandlungen mit einem forschenden Ansatz, der jedoch nicht im strengen Sinne der wissenschaftlichen Pflegeforschung entspricht.

Struktur

Die Filderklinik ist ein anthroposophisches Gemeinschaftskrankenhaus mit 216 Planbetten. In sämtlichen Fachabteilungen (Chirurgie, innere Medizin, Gynäkologie und Geburtshilfe, Kinderheilkunde, psychosomatische Medizin, Anästhesie und Intensivmedizin) wird Gruppenpflege praktiziert. Bereits die baulichen Voraussetzungen der seit 1975 bestehenden Klinik ermöglichen die Gruppenpflege (s. Kap. „Bezugspflege und andere Pflegeorganisationen", S. 76 und Modell Herdecke I, S. 99).

Eine Gruppe Pflegender betreut etwa 16 Patienten, die hauptsächlich in Zweibettzimmern untergebracht sind.

Zusätzlich zu den 7 examinierten Pflegenden arbeiten Praktikantinnen und teilweise Zivildienstleistende helfend in der

Pflege mit. Es kommen auch Krankenpflegeschülerinnen des angeschlossenen Ausbildungsinstitutes für Krankenpflege zum Einsatz.

Ausgangslage des Projektes

Verschiedene als typisch für die Gruppenpflege beschriebene Gefahrenmomente konnten auch in der Filderklinik beobachtet werden. Weil es an konkreter Zuständigkeit mangelte, wirkte die Gruppenpflege leicht verschwommen, und manches ging in der Gruppe unter oder wurde vergessen. Übernahm eine erfahrene Pflegende die Führung, so kam es zu dem Phänomen, daß diese die Funktion der Stationsschwester übernahm. Geschah das nicht, führte das oftmals dazu, daß zwar jeder alles tat, aber auch Konfusion entstand. Viele Pflegende wußten nicht mehr um die ursprünglich intendierten Anliegen der Gruppenpflege in Form von gemeinsamer Erarbeitung von Pflegeinhalten und deren Umsetzung in die konkrete Pflegesituation. Sie konnten oftmals die Vorteile dieses Pflegesystems nicht mehr erkennen und sich nicht dergestalt damit auseinandersetzen, daß sie die Inhalte für sich kultivieren und sich damit identifizieren konnten.

Wie in der Gruppenpflege allgemein, fehlte auch hier weitgehend die Kontinuität in der Patientenbetreuung, da die Arbeitsverteilung und Patientenzuteilung täglich neu vorgenommen wurde, je nach aktueller Personalsituation. Auch der Trend zum funktionellen Pflegen tauchte in der beschriebenen Weise auf.

Gründe für die Änderung

Unreflektiertes, routiniertes Arbeiten

Ein Hauptmerkmal unreflektierten Arbeitens ist die Routine der nicht hinterfragten Ausführung von altgewohnten rituellen Pflegehandlungen. Die Frage: „Warum tue ich das überhaupt und wieso gerade in dieser Weise, und warum bei jenem Patienten anders?" wird zu selten gestellt. Werden Pflegehandlungen von außen hinterfragt, von Kolleginnen oder Krankenpflegeschülerinnen, wird dies häufig als störend, irritierend oder gar bedrohlich erlebt. Nicht hinterfragendes Arbeiten dagegen könnte man unter das Motto stellen: „So haben wir es schon immer gemacht und es war in Ordnung!" – eine Antwort, die man sinngemäß tatsächlich auf solch „unangenehme" Fragen oft bekommt.

Beispiele für das, was hinterfragt werden könnte, finden sich genug: Warum wird dem Patienten regelmäßig *nach* dem Umlagern auf die Seite das Gesäß eingerieben und nicht der Trochanter *vor* der Beanspruchung durch das Liegen? – Muß überhaupt das Umlagern immer zweistündlich erfolgen oder kann das Intervall – wenn keine Rötung zu beobachten ist – verlängert werden? – Womöglich ist die Lagerung sogar weitgehend überflüssig, weil der Patient sich selbst ausreichend bewegt?

Speziell solche Beobachtungen brachten uns auf den Weg, Pflegehandlungen bewußt hinterfragen und begründen zu wollen.

Hinzu kam dann als konkreter Auslöser die Frage einer Kollegin, die sich speziell auf den Umgang und die Wirkungsweise von Senf und Ingwer als äußere Anwendung bezog. In der anthroposophisch erweiterten Medizin und Pflege sind die äußeren Anwendungen in Form von Wickeln, Kompressen, Auflagen und rhythmischen Einreibungen sowie Teil- oder Vollbäder wesentlicher Bestandteil der Therapie und Pflege.[4] Sie werden entweder vom Arzt verordnet oder als prophylaktische Maßnahmen von Pflegenden durchgeführt. Entsprechend den Erfahrungen der Pflegenden werden die Anwendungen auf den Patienten abgestimmt und oftmals unterschiedlich ausgeführt. So ist eine Überprüfung der Wirksamkeit der Anwendung sehr erschwert, und es liegen wenige objektivierbare Beobachtungskriterien vor.

Soziale Probleme – mangelnde Zusammenarbeit

Viele Pflegende schildern als das eigentliche Belastende in der Pflege die zwischenmenschlichen Probleme und Reibereien, die

---

[4] Siehe z.B. in: Sitzmann F (1993) Pflegehandbuch Herdecke. Springer, Berlin Heidelberg New York Tokyo.

ihrem Gefühl nach die Stationsarbeit prägen. Stellvertretend für andere Studien verweisen wir auf die von Güntert et al. 1989. Es scheint zunehmend schwierig zu sein, schon allein im Pflegeteam miteinander und nicht gegeneinander zu arbeiten. Fachlicher Austausch findet kaum statt und hat auch wenig Raum im Stationsalltag. Noch schwieriger gestaltet sich die Zusammenarbeit im interprofessionellen Team, weil die Probleme durch unterschiedliche Prioritäten der jeweiligen Berufsangehörigen zunehmen und zu Interessenkonflikten führen. Die Zusammenarbeit mit dem ärztlichen Bereich wird von vielen Pflegenden als unbefriedigend oder belastend erlebt.

Gerade mangels fachlichem Austausch und gegenseitiger Anerkennung überwogen in der genannten Ausgangssituation persönliche Schwierigkeiten im zwischenmenschlichen Umgang, die die gemeinsame Arbeit auf Station nicht unerheblich beeinflußten.

Zeit- und Leistungsdruck

Zudem wird die Versorgung und Betreuung der Patienten von vielen Pflegenden als mangelhaft erlebt. Unter ständigem Zeitdruck, vielerlei Ablenkungen und wechselnden Anforderungen arbeitend, sehen sie oftmals wenig Erfolg ihrer Arbeit und können ihre eigene Leistung schlecht anerkennen. Besonders ausgeprägt ist dieses Mangelerlebnis überall da, wo so gearbeitet wird, daß das Ergebnis des Zusammenwirkens verschiedener Pflegehandlungen nicht erlebbar wird und die Beziehung zum Patienten fehlt.

Obwohl nach außen hin eine starke Tätigkeitsorientierung (was noch alles erledigt und geleistet werden muß) zu beobachten ist, resultiert daraus keine höhere Effizienz der Pflegehandlungen, sondern Überlastung, Streß und Unzufriedenheit der einzelnen.

Als Folge davon erlebten wir das Gefühl der Unzulänglichkeit unserer Pflege sowie das Empfinden, den anvertrauten Patienten und dem Anliegen der Pflege nicht gerecht zu werden.

Ziele

Folgende Schritte lassen sich aus den beschriebenen Mangelerlebnissen ableiten (Abb. 13):

- *Hinterfragen und Erforschen:*
  Anwendungen sind fachlich begründbar.
  Pflegehandlungen haben eine Basis und sind nachvollziehbar.
- *Soziales Miteinander:*
  Beachten der anderen und mit ihnen in Beziehung treten.
  Orte für Kommunikation und Formen beruflicher Zusammenarbeit schaffen.
- *Steigerung der Effizienz:*
  Strukturen und Rahmenbedingungen entwickeln, in denen es möglich ist, zufriedenstellender, kraftsparender und effizienter zu arbeiten.

Es kann deutlich werden, wie eng verknüpft die Bereiche sind:
  Stimmt die Form des sozialen Umganges nicht, etwa durch eine autoritäre Stationsleitung oder fehlende Zuständigkeiten, so

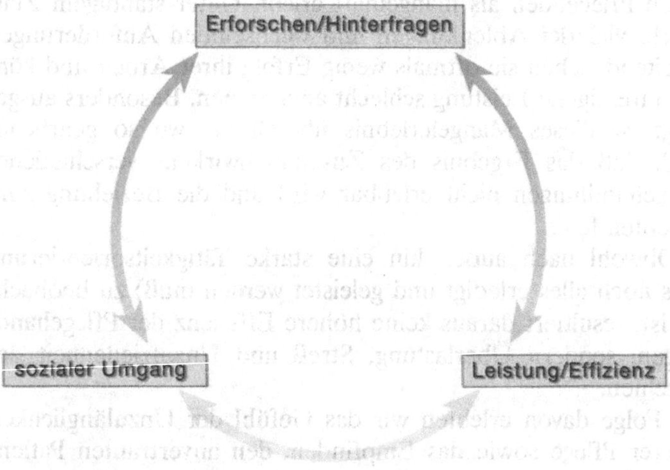

Abb. 13. Zusammenhang der Bereiche

hat das Auswirkungen auf das gesamte Stationsklima und verhindert offenen Austausch und gemeinsame Richtlinien. Dann kommt es zu dem bekannten Phänomen, daß jede Pflegende die Wunde anders behandelt und ihre favorisierte Substanz aufbringt. Jede verharrt in der ihr gewohnten Arbeitsweise. Dadurch aber wird wiederum die zu erbringende Leistung negativ beeinflußt, die Wundsäuberung dauert viel länger, bis die Zinkpaste der Vorgängerin wieder entfernt ist, und auch die Wundheilung wird verzögert sein.

Das Projekt

Einführung

Die Vorbereitungszeit, um gemeinsam zu den geschilderten Erkenntnissen zu kommen und sie zu praktizierbaren Arbeitsschwerpunkten zu konkretisieren, betrug etwa 9 Monate. Während dieser „Schwangerschaft" trafen wir uns wöchentlich, um an den Themen zu arbeiten. Zusätzlich trafen wir uns an 3 Wochenenden, wo wir unter anderem im Eigenversuch die Wirksamkeit von Senf- und Ingwerwickeln erprobten, indem wir die Erfahrungen verbalisierten und als Basis für Patientenfragebögen benutzten. Im Mai 1990 konnten die Räumlichkeiten einer Gruppe gefunden werden, auf der sich das Projekt realisieren ließ, da ein Großteil der Pflegenden aus der Projektgruppe bereits dort arbeitete und der andere Teil geschlossen auf die Nachbarstation wechseln konnte.

Eine viermonatige Vorphase diente zunächst der schrittweisen Einführung der Schwerpunkte sowie der Erprobung des theoretisch Erarbeiteten in der Praxis:

- Forschung zu äußeren Anwendungen,
- Bezugspflege,
- Tagesablauf,
- Dienstzeiten,
- Dokumentation, Pflegeplanung, Pflegeprozeß,
- Teambesprechungen,

- Pflegevisiten,
- ärztlich-pflegerische Zusammenarbeit,
- Sozialgestalt der Gruppe/Gruppenleitung,
- Schülerinnenanleitung.

Jeder Schwerpunkt wurde schriftlich formuliert, jede einzelne bearbeitete „ihr" Thema mit Begründung/Zielsetzung sowie speziellen Fragestellungen zur Optimierung und Auswertung.

Weiterhin diente die Vorphase der Möglichkeit, diese neuen Arbeitsabläufe, die neue Arbeitsweise zu erüben und zu verinnerlichen. Außerdem galt es, die neue Arbeitsform schrittweise in die gewachsenen Strukturen der inneren Abteilung zu integrieren.

Es war uns wichtig, gleiche Rahmenbedingungen hinsichtlich des Stellenschlüssels und Patientenaufnahmen zu haben wie andere Pflegegruppen. Wir wollten vergleichbar sein, denn die Ergebnisse sollten auf andere Pflegegruppen anwendbar sein.

Die Schwerpunkte

Die zwei Hauptanliegen *Forschung* und *Bezugspflege* sollen hier jeweils unter folgender Fragestellung zur Darstellung gebracht werden:

1. Was war geplant? = Vergangenheit/Idee.
2. Was hat stattgefunden? = Gegenwart/Praxis.
3. Was wurde daraus? = Zukunft/Perspektiven.

Das Forschungsanliegen durchzog die gemeinsame Arbeit. Exemplarisch fand es Ausdruck in einer Studie über die äußere Anwendung der Substanzen Senf und Ingwer. Dies geschah in enger Zusammenarbeit mit dem Stationsarzt.

Zu 1: Vergangenheit (Idee): Geplant war, sowohl die Durchführung zu standardisieren als auch die Wirkung auf die Befindlichkeit der Patienten gezielt zu erfragen mittels Fragebogenerhebung. Die Fragen betrafen das subjektive Empfinden von Atmung, Schlaf und Wärme der Patienten. Die Pflegenden sollten diese Phänomene ebenfalls beobachten – sowohl vor als auch nach der Anwendung – und diese Beobachtungen in entsprechenden Formularen dokumentieren. Dies sollte anhand der Parameter Atmung, Puls und Blutdruck sowie der Wärmeverteilung und Hautrötung geschehen, aber auch für Veränderungen der Stimmung, des Schlafverhaltens und für das Auftreten anderer Symptome wie Kopfschmerzen gelten.

Zu 2: Gegenwart (Praxis): In der Praxis gelang es trotz zeitweise hohen Arbeitsaufwandes erstaunlich gut, die Durchführung der Anwendung, Beobachtungen und Messungen in den Formularen zu dokumentieren. Die Verlaufsbeobachtungen waren allen Pflegenden ein großes Anliegen, besonders engagiert wurden sie bei den jeweiligen Bezugspatienten durchgeführt.

Die Fragebögen für die Patienten hingegen erwiesen sich als weniger sinnvoll und wurden nur in Einzelfällen eingesetzt. Sie eigneten sich zwar zur Klärung der Ausgangslage, für die Verlaufsbeobachtungen bewährte sich jedoch die gezielte Befragung der Patienten und das Dokumentieren ihrer Schilderungen. Einige Patienten verfaßten selbst Erfahrungs- und Verlaufsberichte.

Zu 3: Zukunft (Perspektiven): Die Senf-Ingwer-Studie wurde nach 1½ Jahren erfolgreich abgeschlossen, ausgewertet und die Ergebnisse schriftlich formuliert und veröffentlicht, weil die entwickelten Methoden sich als übertragbar erwiesen haben.

Aufgrund des guten Ergebnisses schlossen sich weitere Forschungsanliegen an: Über die Wirksamkeit von Kohlblättern bei offenen schlechtheilenden Wunden und über die gezielte Anwendung rhythmischer Einreibungen.

Bezugspflege

Zu 1: Vergangenheit (Idee): Als zentrales Anliegen sahen wir die Einführung von Bezugspflege. Erst die verantwortliche Zuständigkeit von Pflegenden für Patienten konnte gewährleisten, daß die praktische Durchführung der Pflegehandlungen und der äußeren Anwendungen in einer Art und Weise geschah, die verläßliche Ergebnisse zeitigen konnte. Sie wurde in der bereits dargestellten Weise realisiert. Auch bei uns war eine Pflegende für 3–5 Patienten Bezugspflegende, etwa ebenso viele Patienten wurden von ihr in Vertretung mitbetreut. So hatte jede Pflegende etwa 8 Patienten zu pflegen. Einzelheiten sind im Modell Herdecke I beschrieben, Abweichungen kommen in der weiteren Darstellung zur Sprache.

Zu 2: Gegenwart (Praxis): Alles in allem bewährte sich die Bezugspflege für die Patienten und die Pflegenden. Auch die Zusammenarbeit mit den Ärzten, anderen Therapeutinnen sowie Mitarbeiterinnen anderer Abteilungen verbesserte sich nach anfänglichen Schwierigkeiten und Unklarheiten durch guten Informationsfluß und klare Zuständigkeiten.

Zu 3: Zukunft (Perspektive): Über die Laufzeit des Projektes hinaus wird Bezugspflege weiterhin praktiziert, wobei die positiven Erfahrungen anhalten. Das durch Bezugspflege ermöglichte eigenverantwortliche, überlegte Handeln ist dabei im Sinne Mantheys „der Schlüssel zur Autonomie der Pflege, der Schlüssel, der Kraft aufschließt."

Die Bezugspflege erwies sich als der Motor der übrigen Veränderungen, die bereits auf Seite 129 aufgeführt sind:

Im Hinblick auf patientenfreundliche Arbeitszeiten wurde der Tagesablauf umstrukturiert. Dies geschah gemeinsam mit einer neuen Dienstplangestaltung (Abb. 14).

Da nunmehr in den frühen Morgenstunden bei geringer personeller Besetzung nur die notwendigen bzw. nur die zeitkritischen Arbeiten ausgeführt werden, war es zunächst ungewohnt, sich von der Vorstellung zu lösen, alles schon vor dem Frühstück erledigen zu wollen („Man weiß ja nie, was noch kommt ..."). Die Patientenpflege beginnt erst ab 8.30 Uhr, wenn der Zwischendienst kommt. Nach einem gemeinsamen Tagesbeginn mit einem Spruch und mit Gesang, erfolgt die Kurzübergabe. Nachdem alle gemeinsam das Frühstück der Patienten ver-

6.00–7.55 Uhr	Übergabe von Nachtwache an geteilten Dienst, wichtige pflegerische Tätigkeiten, Überwachung, zeitkritische Medikamente
7.55–8.30 Uhr	Gemeinsamer Tagesbeginn im Team, Kurzübergabe von geteiltem Dienst an den Zwischendienst und Arzt, Patientenfrühstück austeilen
8.30–9.00 Uhr	Frühstückspause des geteilten Dienstes, Patientenfrühstück geben und einsammeln, Essensbestellung
9.00–12.00 Uhr	Patienten waschen, pflegen, Verordnungen (Einreibungen, Wickel), Untersuchungen, Arztvisite, Patientenaufnahmen und Entlassungen, Kurzübergabe vom geteilten Dienst an den Zwischendienst
12.00–12.30 Uhr	Medikamente und Patientenessen austeilen
12.30–12.45 Uhr	Kurzübergabe vom Zwischendienst an den Spätdienst
12.45–14.30 Uhr	Patienten beim Essen helfen, Essen einsammeln, Verordnungen machen, Mittagspause von Zwischendienst
14.30–16.00 Uhr	Kurvenführung, Dokumentation, hauswirtschaftliche Arbeiten, Medikamente richten, Lagerung und Überwachung von Patienten, Kurzübergabe von Zwischendienst an geteilten Dienst
16.00–17.00 Uhr	Teambesprechung
17.00–17.30 Uhr	Abendessen austeilen
17.30–18.00 Uhr	Abendessen der Mitarbeiter
18.00–20.30 Uhr	Patientenpflege, Verordnungen, Lagerung und Überwachung
19.30 Uhr	Kurzübergabe vom geteilten Dienst an den Spätdienst
20.30–21.00 Uhr	Übergabe vom Spätdienst an den Nachtdienst

teilt haben, können die Pflegende und die Schülerin des geteilten Dienstes ohne Störungen frühstücken, während die Pflegenden des Zwischendienstes mit der Patientenpflege beginnen. Die Arztvisite findet ab 10.00 Uhr statt und soll bis 12.00 Uhr abgeschlossen sein. Vor Beginn sprechen sich Arzt und Pflegende über die Reihenfolge ab. Nach der Visite sind Zeiten für Patientenaufnahme, Erst- und Entlassungsgespräche vorgesehen sowie in der Mittagsruhe der Patienten die Visitenausarbeitung, Kurvenführung und Dokumentation, nebst funktionellen Arbeitsabläufen des Außendienstes wie Medikamente bestellen, Auf-

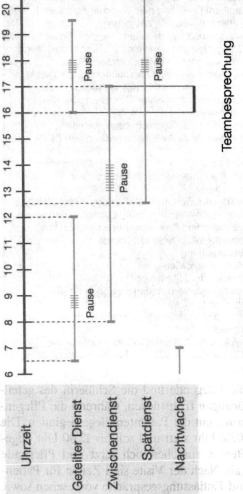

Abb. 14. Dienstzeiten der Station 3/4 in der Filderklinik

füllen von Pflegeartikeln und Bestellungen. Am Nachmittag von 16.00 bis 17.00 Uhr findet anstelle der üblichen Mittagsübergabe eine Teambesprechung statt, weil zu dieser Zeit sämtliche Pflegende im Dienst sind. Eine Pflegende „hütet" währenddessen die Station.

Die Abendstunden, in denen die Pflegenden des geteilten und des Spätdienstes anwesend sind, sind ausschließlich pflegerischen Tätigkeiten gewidmet.

Die neu eingeführten *Dienstzeiten* (Abb. 14) sollen zwei Hauptkriterien Rechnung tragen:

Zum einen sollen sie eine möglichst kontinuierliche Präsenz der Pflegenden für die Patienten gewährleisten, zum anderen sollen sie den Wünschen der Mitarbeiter nach regelmäßigem rhythmischen Arbeiten, hoher Vorhersagbarkeit der Dienste und planbarer Freizeit gerecht werden. Die häufigste Dienstform, die jede Pflegende im Schnitt 2 Wochen im Monat hat, ist der sogenannte Zwischendienst von 8.00 Uhr bis 17.00 Uhr mit Pause. Während der Mittagsruhe der Patienten nimmt der Zwischendienst organisatorische und funktionelle Aufgaben wie ein Außendienst wahr.

Jeweils eine Woche pro Monat arbeitet jede Pflegende im geteilten Dienst von 6.30 Uhr bis 12.00 Uhr und von 16.00 Uhr bis 19.30 Uhr mit Pausen. Ebenfalls eine Woche pro Monat wird im Spätdienst von 12.30 Uhr bis 21.00 Uhr mit entsprechender Pause gearbeitet.

Für den Nachtdienst stehen Dauernachtwachen zur Verfügung

Ein weiteres Charakteristikum der veränderten Dienstzeiten ist, daß jede Pflegende immer einen bestimmten Tag pro Woche frei hat: Ursula immer am Donnerstag, Sabine immer am Freitag usw. Das hat den Vorteil, daß die Freizeit planbar wird und auch gewünschte Kurse belegt und wirklich wahrgenommen werden können. Da jedes zweite Wochenende frei ist, arbeitet man in der 5-Tage-Woche. Die Dienstzeiten erweisen sich als günstig, für die Patienten gleichermaßen wie für die Pflegenden. Da der geteilte Dienst für eine Kollegin, die weiter weg wohnte, ungünstig war, übernahm ein Kollege, der in der Nähe der Klinik wohnte, aus familiären Gründen gerne diesen Dienst.

Dokumentation

Wie bei aufmerksamer Betrachtung der Abb. 14 zu sehen ist, wären 7 (!) kleinere Übergaben zwischen den einzelnen Diensten im Laufe eines Tages erforderlich. Weil wir davon überzeugt waren, daß diese durch eine gute Dokumentation zu ersetzen sind, widmeten wir ihr unsere besondere Aufmerksamkeit. Es zeigte sich, daß die Dokumentation dennoch durch eine knappe mündliche Übergabe ergänzt werden mußte.

Die Pflegeplanung und die Anwendung des Pflegeprozesses erfuhren gegenüber dem Arbeiten vor Einführung der Bezugspflege noch keine wesentliche Veränderung. Dagegen wurde mit der Einführung der Bezugspflege gemeinsam mit den Patienten ihr individueller Tagesablauf geplant – und zwar mittels Stundenplänen, die am Bett des Patienten für ihn und allen anderen Mitarbeiter einzusehen sind. Je nach Selbständigkeit des Patienten werden sie von ihm selbst geführt.

Ebenso wichtig wie das Vermeiden von Überschneidungen der einzelnen Therapien und der Diagnostik ist dabei das Gewährleisten von Ruhepausen. Schilder an den Türen weisen auf Ruhezeiten hin, so nach Einreibungen und Wickeln. Nach anfänglichem Unverständnis von Ärzten, Therapeuten, Mitarbeitern der Diagnostik und Hauswirtschaft werden sie inzwischen ernst genommen und respektiert. Das Anbringen der Schilder hat – neben störungsfreierem Arbeiten – auch dazu geführt, daß Ärzte und Therapeuten verstärkt Interesse an den Pflegemaßnahmen zeigen. Wir werten das als einen ersten Schritt hin zur Akzeptanz der Pflege.

In den nachmittäglichen *Besprechungen des Pflegeteams* können Fragen und Erfahrungen ausgetauscht werden. An jedem Wochentag ist für die Besprechung ein Themengebiet vorgesehen. Freitags findet eine große Übergabe für das Wochenende statt, da es wichtig ist, dann über alle Patienten informiert zu sein, weil auch andere Patienten mitbetreut werden. Montags finden Einzelbesprechungen von Patienten statt, diese häufig mit anderen Therapeuten und dem Arzt. Dabei stellt jeweils eine Bezugspflegende einen ihrer Patienten vor. Wir haben diese Form bewußt gewählt, um uns darin zu üben, pflegerisches Anliegen vor anderen darzustellen und zu vertreten. Die wichtigste Rolle spielt dabei das Verbalisierenlernen unserer Beobachtungen am Patienten. Erst dadurch ist ein fundierter fachlicher Austausch möglich geworden.

Der Dienstag ist weiter gefaßten Themen gewidmet: Gesichtspunkte zu Biographie, Menschenbild, Lebensprozessen und ähnlichen Themen. Mittwochs werden organisatorische Fragen beraten, deren regelmäßige Besprechung sich bewährt hat. Zum einen weil sich die Probleme dann nicht ansammeln bis zur nächsten Stationsbesprechung und somit zu Unzufriedenheit führen. Zum anderen, weil jede Pflegende ihre Anliegen und Verbesserungsvorschläge einbringen kann und der Erfolg von Veränderungen regelmäßig überprüft werden kann. Am Donnerstag stehen Fortbildung oder Fragen aus dem Forschungsprojekt auf der Tagesordnung.

Wichtig erscheinen uns solche im Tagesablauf fest verankerten Zeiten, die der Reflexion und dem eigenen Lernen dienen. Diese Art der Besinnung ließ Neues entstehen und gab uns Kraft.

Die ursprünglich einmal wöchentlich geplanten *Pflegevisiten* finden seltener statt. Bei konkreten Pflegeproblemen praktizieren wir eine Pflegevisite bei einzelnen Patienten. Diese sieht so aus, daß die sich im Dienst befindenden Pflegenden gemeinsam zu diesem Patienten gehen und die Bezugspflegende beraten oder daß diese den anderen etwa eine spezielle Mobilisation demonstriert (s. Episode VI, S. 63).

Ein Konzept für die *ärztlich-pflegerische Zusammenarbeit* und speziell für die Visitengestaltung wurde gemeinsam erarbeitet und zugrunde gelegt. Die Zusammenarbeit mit dem Arzt intensiviert sich schon in dem Moment, wo die Pflegende konkrete Fragen und Anliegen bezüglich des Patienten hat.

Es war vorgesehen, daß es *keine Gruppenleitung* geben sollte, sondern daß die verschiedenen Aufgaben in Form von Ämtern von einzelnen Pflegenden wahrgenommen und hauptverantwortlich organisiert und durchgeführt werden. Diese Ämterverteilung hat sich als praktikabel erwiesen. Repräsentation der Gruppe nach außen, wie bei Gruppenschwesternbesprechungen erfolgt im rotierenden System. Es soll nicht verschwiegen werden, daß – wie in jeder sozialen Gruppe – einzelne aufgrund fachlicher Autorität, bestehend aus pflegerischer Kompetenz und Erfahrung, Führungspositionen einnehmen.

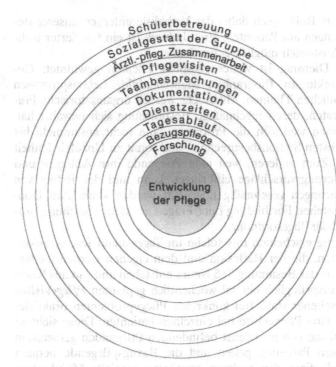

Abb. 15. Schwerpunkte im Zusammenhang mit der Entwicklung der Pflege

Den Schwerpunkt einer verbesserten *Schülerinnenanleitung* auf der Gruppe sehen wir darin, daß auch diese eine Pflegende als feste Bezugsperson haben und mit ihr immer dieselben Patienten versorgen. Diese Kontinuität ermöglicht das geplante Herbeiführen von Lernsituationen und klare Einschätzung und Beurteilung der Schülerin seitens der Pflegenden. So werden den Schülerinnen Verantwortungsbereiche eröffnet, die ihren Fähigkeiten und ihrem Ausbildungsstand entsprechen.

Entwicklung der Pflege

Während die Entwicklung der Pflege üblicherweise als Aufgabe von außenstehenden Experten angesehen wird, etwa von Pflegetheoretikerinnen oder Lehrerinnen an Krankenpflegeschulen, verstehen wir unser Projekt als Versuch, die Praxisfragen auch in der Praxis selbst zu beantworten. Diese Intention verdichtet sich auf die Notwendigkeit, die Fähigkeiten der Pflegenden auszubilden, zu unterstützen und zu fördern.

In ein Schaubild integriert, lassen sich unsere 10 Schwerpunkte als konzentrische Kreise darstellen, rund um den Mittelpunkt „Entwicklung der Pflege" (Abb. 15).

Sie alle haben in unterschiedlicher Ausprägung Anteil an den eingangs geschilderten Hauptaspekten:

- Erforschen/Hinterfragen,
- soziales Miteinander,
- Leistung/Effizienz.

Diese können im Schaubild als Sektoren dargestellt werden (Abb. 16).

1. Erforschen/Hinterfragen

Die Ausgangsfrage, die schließlich in das Projekt mündete, war für uns die Frage nach dem Wesen der Pflege schlechthin. Da Pflege unterschiedliche Tätigkeitskomplexe umfaßt, von der hauswirtschaftlichen Handlung bis hin zum seelsorgerischen Gespräch, und sie alle in einem allgemein-verbindenden und nicht spezialisiert-auseinanderfallenden Sinn wahrnimmt, reicht es nicht aus, sie aus den Tätigkeiten heraus zu definieren. So ist die zentrale Frage: „Was ist Pflege?" bis heute nicht schlüssig zu beantworten. Bereits Nightingale weist 1859/60 darauf hin, daß die eigentlichen Elemente der Pflege noch gänzlich unbekannt seien. Ähnlich geht es uns heute in Deutschland, wenngleich bereits viele forschende Bestrebungen und Überlegungen stattfinden, sich dem Wesen der Pflege zu nähern.

Auch auf Station, in einem kleineren Rahmen geht es um solche Erkenntnisfragen – etwa den weltanschaulichen Hintergrund oder das Menschenbild betreffend. Gemeinsam erarbeitete Inhalte können dann als Pflegeleitbild oder als Stationsziele

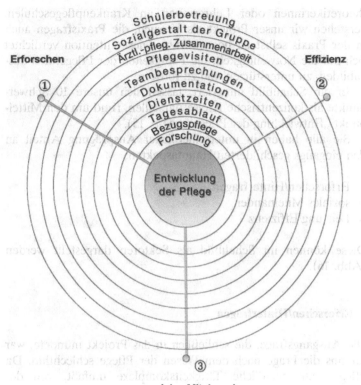

Abb. 16. Zusammenhang der Schwerpunkte und Anliegen in Verbindung mit der Entwicklung der Pflege

formuliert werden. Auf dem Hintergrund von gemeinsamen Erkenntnissen, Schwerpunkten und Zielen die Art und Weise der Arbeit betreffend, dienen sie als Voraussetzung, um überhaupt Erfragen und Erforschen zu können. Hinzu kommt, daß dafür auch eine bestimmte Haltung als Grundlage benötigt wird. Um überhaupt eine Frage stellen zu können, ob meine Handlung, „die ich schon immer so gemacht habe", wirklich so richtig ist, wie ich annehme, ist es als Grundbedingung anzusehen, daß ich mich dafür überhaupt interessiere. Solange ich die Wunde einfach verbinde und damit meine Pflicht tue, solange bin ich nicht in der Lage, Veränderungen einzuleiten. Es können organisatorische Fragen sein: „Warum werden wir nie rechtzeitig mit der Arbeit fertig?", Fragen die Beobachtung von Pflegeverläufen betreffend: „Warum wird die Wunde nicht kleiner?" oder das Verhalten des Patienten betreffend: „Warum reagiert dieser Mensch so?". Sie leiten bereits Reflexion und Erforschung ein – zunächst ganz für die einzelne im Rahmen des durch sie Veränderbaren. Interesse meint, daß sie dazu bereit und fähig sein muß, sich von sich selbst, von liebgewonnenen Gewohnheiten und Meinungen sowie persönlichen Prioritäten zeitweise zu distanzieren, um so wie die Bedeutung des Wortes Interesse es sagt: „dazwischen" oder auch „mitten darinnen" zu sein.

2. Soziales Miteinander

Um mit Menschen arbeiten zu können, bedarf es als Grundvoraussetzung der Bereitschaft zur Beziehungsaufnahme und der Beziehungsfähigkeit der einzelnen. Bin ich bereit, den anderen wahrzunehmen, ihn anzuerkennen und mich mit ihm auseinanderzusetzen?

Nur wenn ich mich auf eine Beziehung einlassen kann und ich sie will, ist echte Zusammenarbeit möglich. Ansonsten gelten auch hier die bereits beschriebenen Mechanismen, mit denen Beziehungsunfähigkeit kompensiert werden kann, wie: Übergeschäftigkeit, Versachlichung bei unpersönlichem Umgang und Tätigkeitsorientierung.

Da Beziehungsfähigkeit eine Grundbedingung pflegerischer Arbeit ist, könnte – im größeren berufspolitischen Kontext gesehen – in der gestörten Beziehungsfähigkeit ein Indiz für die Flucht aus den Pflegeberufen und für den Mangel an Nachwuchs gesehen werden.

Wird die Konfrontation in der Beziehung sowie die damit verbundenen Anforderungen und Belastungen wegen Beziehungsunfähigkeit nicht mehr ausgehalten und ertragen? Der Ruf vieler im Beruf Verbliebenen nach humaner Pflege und Betreuung, nach Ganzheitlichkeit und Patientenorientierung ist ein Versuch, wieder Möglichkeiten zu schaffen, in denen Begegnung und Beziehung realisiert werden können.

3. Effizienz

Effizienz stand für uns nicht unter rein wirtschaftlichen Gesichtspunkten, sondern beinhaltete die Frage nach der Wirksamkeit von Pflege. Uns war klar, daß wir größere Zufriedenheit nur dann erreichen würden, wenn es uns gelingen würde, in der uns zur Verfügung stehenden Zeit das Richtige zu tun.

Da Leistung an die Faktoren Zeit und Arbeit gebunden ist, entsteht in der Praxis dann Leistungsdruck, wenn entweder zuviel Arbeit gefordert ist oder zuwenig Zeit zur Verfügung steht. Leistungsdruck in der Pflege äußert sich dann subjektiv als fehlende Zeit für die notwendige Arbeit. Eine Möglichkeit, dem Leistungsdruck in der Pflege zu begegnen, liegt darin, sie von pflegefremden Tätigkeiten etwa durch eine Stationssekretärin zu entlasten. Diese Möglichkeit wollten wir aber bewußt nicht wählen, da wir auf anderen Stationen erlebt hatten, daß auch daraus keine größere Zufriedenheit resultierte. Wir wollten vielmehr einen Ansatz über unsere *Einstellung zur Arbeit* wählen:

Die zunächst als *fremdbestimmt* erlebte Arbeit und unser Unvermögen, Wesentliches vom Unwesentlichen zu unterscheiden, waren unsere Ansatzpunkte zur Veränderung unserer Arbeit. Fremdbestimmt wird die Arbeit dann erlebt, wenn sie mit mir nichts zu tun hat und ich kein wirkliches Anliegen verspüre. In dieser Weise läßt sich Arbeit, die aus reiner *Pflicht*erfüllung erfolgt, beschreiben. In dem Moment jedoch, wo ich mir die Sache zu eigen mache und dafür einstehe, im Sinne der Verantwortungsübernahme, verändert sich meine Einstellung zur Arbeit dahingehend, daß ich mich mit ihr identifiziere. Dies betrifft alle Bereiche gleichermaßen, seien es Stationsziele, Arbeitsweise oder die Beziehung zum Patienten. Unsere Methode zur Überwindung der Fremdbestimmung war die Einführung der Bezugspflege.

Unser Weg, Wesentliches vom Unwesentlichen unterscheiden zu lernen, war der oben erwähnte Forschungsansatz. Mit ihm wollten wir die Inhalte unserer Arbeit besser beobachten, verstehen und dadurch lernen, Prioritäten besser setzen zu können.

Wenn sich die einzelne Pflegende verantwortlich fühlt für die Arbeit, für deren Qualität und für die Patienten, werden sich alle Bemühungen in die Richtung bewegen, Strukturen und Formen zu entwickeln, die so stimmen, daß sie dem Inhalt angemessen sind und in denen die Arbeit für alle zufriedenstellender ist.

Exkurs zur (Nicht)planbarkeit der Pflege

Ein Punkt, der oft zu Frustrationen führt und der hier noch nicht angesprochen wurde, ist folgender: Wir sprechen häufig von geplanter, koordinierter und vorausdenkender Pflege, die mit eigener Zeiteinteilung und Vorplanung ein Agieren statt eines Reagierens erlaubt. Dieses geplante Vorgehen wird zu Recht als ein Schwerpunkt professioneller Pflege betrachtet.

In der Praxis wird die Planbarkeit aber ganz anders erlebt: Der soeben erstellte Pflegeplan, der die Mobilisation mit der Körperpflege am Waschbecken vorsieht, hat mit einem Mal keine Relevanz mehr, weil der Patient Fieber entwickelt hat und damit jetzt ganz andere Maßnahmen in den Vordergrund treten.

Andere Beispiele, die den Tagesablaufplan durcheinanderbringen, sind zum Beispiel der unvorhergesehene wichtige Besuch für den Patienten, eine Notaufnahme, die später beginnende Visite. So scheint es vielmehr typisch für die Pflege zu sein, eben *nicht* planbar zu sein.

Improvisation, Flexibilität und eine Haltung, in der Störungen als Herausforderung betrachtet werden, sind Fähigkeiten, um mit Abweichungen von der Planung umgehen zu können. Vielen Pflegenden fällt das Umgehen mit Störungen jedoch schwer. Wenngleich Sowinski die These aufstellt, daß eine Motivationsfeder für Pflegende der neuen Generation neben dem „Menschen helfen wollen", eine gewisse Abenteuerlust sei. Die tägliche Herausforderung, daß keine Schicht wie die andere verläuft, daß man nie weiß, was kommt, verlangt die oben beschriebenen Fähigkeiten. Immer wieder ist es die Frage, ob man es schafft, den unterschiedlichen Anforderungen gerecht zu werden, richtige Prioritäten zu setzen, Wichtiges zu tun, anderes heute zu vernachlässigen.

Das Ausbilden dieser benötigten Fähigkeiten findet in der Fort- und Weiterbildung noch zu wenig Beachtung. Bereits in der Grundausbildung müßten darauf Schwerpunkte gelegt werden, daß schulbuchmäßig gelernte Handlungsweisen nur situativ angepaßt eingesetzt werden können. Das würde auch den Praxisschock vermeiden, der entsteht, weil alles so anders ist, als es „schulmäßig" gelehrt wurde. Schon zu diesem Zeitpunkt muß das Interesse geweckt werden, Erlerntes sinnvoll abzuändern, Prioritäten zu setzen, zu variieren, zu hinterfragen und individuell einzusetzen.

Voraussetzungen

Dieses Projekt fand unter folgenden Voraussetzungen statt:

● Für dieses Praxisprojekt fanden sich *interessierte Pflegende* zusammen, die die Pflege weiterentwickeln wollten. Aus diesem Interesse entstand ein Forschungsanliegen. Unter Forschungsanliegen verstehen wir die Haltung der einzelnen, die bereit ist zu hinterfragen; jedoch verstehen wir nicht darunter die wissenschaftliche Forschung.

Über Interesse und Forschergeist hinaus erwiesen sich folgende Eigenschaften und Fähigkeiten als wichtig:

● Interesse,
● Forschergeist,
● Motivation.

● Innovationsbereitschaft,
● Elan,
● Engagement,
● Eigenständigkeit.

● Beziehungsfähigkeit,
● Kritikfähigkeit,
● Verantwortlichkeit,
● Flexibilität.

- Unsere *gemeinsame inhaltliche Arbeit* am Menschenbild bot eine Basis für eine Zusammenarbeit, die von gemeinsamen Ideen und Zielen getragen wurde. Sie gab auch der fachlichen Auseinandersetzung eine Basis, die dann als fruchtbar erlebt wurde.

- Wir konnten uns sowohl in der inhaltlichen Arbeit als auch beim Mitorganisieren und Erproben von Verbesserungsvorschlägen so in die Arbeit einbringen, daß deren Abläufe und Qualität tatsächlich von uns mitgestaltet wurden. Gleichzeitig erkannten wir uns selbst in der Arbeit, indem wir mit den selbstgestalteten Formen konfrontiert wurden. Durch diese *Identifikation* mit der Arbeit resultierte eine größere Zufriedenheit aller; auch deshalb war die Fluktuation der Pflegenden deutlich geringer.

- Unser *kontinuierliches Team* erwies sich dabei als wertvoll und tragfähig für unser Vorhaben.

- Nicht zu unterschätzen ist die *Bereitschaft der Institution* Filderklinik, dieses Projekt zu ermöglichen. Im konkreten Fall wurde das Projekt von der Klinikleitung und der inneren Abteilungsleitung begrüßt, unterstützt und der erforderliche Raum zur Umsetzung der Ideen zur Verfügung gestellt.

- Durch *strukturelle Umgestaltung* konnten wir organisatorische Schwächen beheben, die darin bestanden, daß vor Beginn des Projekts über die Mittagszeit, während der kaum pflegerischen Arbeit anfiel, die meisten Pflegenden im Dienst waren, während vor dem Frühstück alle Patienten gewaschen wurden, um anschließend Visite, Diagnostik und Therapien zu ermöglichen. Deshalb wurden die Dienstzeiten und der Tagesablauf neu organisiert. Die neue Organisationsform führte dazu, daß die Arbeit besser verteilt wurde und die Zahl der jeweils anwesenden Pflegenden dem Arbeitsanfall besser entsprach; dadurch war der Zeitdruck weniger spürbar.

Probleme

Durch das Beibehalten der Rahmenbedingungen erhofften wir uns eine Vergleichbarkeit, die eine Übertragbarkeit der neuen

Arbeitsweise und Bezugspflege auf andere Gruppen ermöglichen sollte. Dies fand jedoch nur in kleinen Teilbereichen (der gemeinsame Tagesbeginn, Schilder an den Türen, um Störungen zu vermeiden) statt. Die Projektinhalte stießen nicht auf das erhoffte Interesse anderer Pflegegruppen, obwohl wir wiederholt über unsere Arbeit informiert haben. Eine nicht zu unterschätzende Rolle spielte dabei das Einführen des geteilten Dienstes. Es bestand die Meinung, daß das einen Rückschritt bedeute; diese Meinung überlagerte die Vorteile der Dienstplangestaltung und verunmöglichte die vorurteilsfreie Auseinandersetzung mit den Inhalten.

Jedoch ist aus den gesamten Ausführungen nicht schwer nachzuvollziehen, daß gerade inhaltliche Arbeit und die Bezugspflege nicht einfach übernommen werden können. Nicht umsonst hatten die Vorbereitungen dafür 9 Monate betragen und waren aus gemeinsamen Bedürfnissen erarbeitet worden.

Diskussion

Es stellt sich nun die Frage, ob es sich bei diesem Projekt um Bezugspflege handelt. Die Bezugspflege wird zwar konkret auf einer Pflegegruppe praktiziert, ohne daß jedoch die Gesamtorganisation Krankenhaus miteinbezogen ist und ohne daß sich dessen Organisationsstrukturen mitverändern.

● Widerlegt würde in diesem Zusammenhang die Aussage, daß in einem kybernetischen System bei Veränderung einer Stelle andere sich mitverändern *müssen*. Dieses Phänomen ist in der Filderklinik nicht so deutlich – das heißt bis zu organisatorischen Veränderungen – zutage getreten, aber sehr wohl in der Einstellung der dort Arbeitenden. In der Zusammenarbeit mit Angehörigen anderer Berufsgruppen erlebten wir nach anfänglicher Konfrontation erfreulich viel Entgegenkommen, Verständnis und Bereitschaft, auch ihre festen Arbeitsweisen und -formen mit zu hinterfragen und gegebenenfalls mitzuverändern. Insofern ist also das Prinzip des kybernetischen Systems nicht widerlegt, sondern die Veränderungen finden auf einer anderen, nicht augenfällig überprüfbaren organisatorischen Ebene statt.

Von seiten der Krankenhausorganisation ist es durchaus legitim und gängig, verschiedene Pflegesysteme unter einem Dach zu integrieren. So ist es an einigen Krankenhäusern, auch an Universitätskliniken üblich, die Form der Pflegeorganisation den Bedürfnissen, Wünschen und Möglichkeiten der dort Arbeitenden zu überlassen. So wird beispielsweise Stations-, Gruppen- und Zimmerpflege in einem Krankenhaus auf verschiedenen Stationen parallel ausgeübt.

Da Bezugspflege mehr als nur ein Organisationsprinzip ist, erfordert es die Bereitschaft jeder Pflegenden zu Beziehungsaufnahme und Verantwortungsübernahme. Deshalb ist die Bezugspflege unter keinen Umständen wie ein Organisationsprinzip einzuführen bzw. man kann nicht anordnen: „Ab heute wird hier Bezugspflege gemacht." So ein Projekt wie das eben geschilderte ist folglich nicht 1:1 übertragbar.

● Der zweite entscheidende Punkt, der nicht erfüllt zu sein scheint, ist die Forderung nach der Differenzierung in patientennahe und patientenferne Aufgaben. In dem Projekt an der Filderklinik gibt es keinen offiziellen Außendienst. Bei näherem Hinsehen zeigt sich jedoch, daß in der Mittagszeit, während die Patienten ruhen, ausschließlich patientenferne Tätigkeiten ausgeführt werden. So ist auch hier das Prinzip gewahrt, wenn auch nicht so klar ausdifferenziert wie im Modell Herdecke.

Die Frage nach der Durchgängigkeit von Bezugspflege – auch an Wochenenden – stellte sich auch in diesem Modell. Bei dem bestehenden Stellenschlüssel ist es unvermeidbar, an diesen Tagen teilweise funktionell zu arbeiten. Wenn man sich über diese kaum beeinflußbare Rahmenbedingung klar ist, wird damit auch so umgegangen, daß das funktionelle Arbeiten nicht als Bruch erlebt wird. Das ist dann für die Patienten zumutbar, wenn es klare Zuständigkeiten gibt; der Patient weiß, daß seine Bezugspflegende am Montag wiederkommt und er seine Fragen und Probleme dann mit ihr besprechen kann.

Eigene Stellungnahme

Aufgrund meiner Erfahrungen finde ich es berechtigt, bei dem beschriebenen Modell Filderklinik von Bezugspflege zu sprechen, weil die wesentlichen Elemente integriert und inhaltlich realisiert sind.

Sehr deutlich wurde mir im Zusammenhang mit diesem Pflegeprojekt der Wert eines kontinuierlichen Teams mit motivierten und engagierten Kolleginnen. An Fluktuation gewöhnt, ist es bereits ungewöhnlich, über Jahre mit den gleichen Kolleginnen zusammenzuarbeiten und zu erleben, was durch diese Kontinuität entstehen kann. Die Frage nach Henne und Ei, nämlich ob ein kontinuierliches Team eine Voraussetzung oder ein Resultat von Bezugspflege ist, möchte ich wie folgt beantworten:

> Durch bewußtes und reflektiertes Arbeiten und die Orientierung an gemeinsamen Ideen und Werten sowie die Auseinandersetzung mit den Inhalten werden Voraussetzungen geschaffen, die es ermöglichen, gerne miteinander zu arbeiten und sich freiwillig über einen längeren Zeitraum mit einer Sache und den Menschen zu verbinden.

Insofern hat es sich als Vorteil erwiesen, daß das Projekt auf zwei Jahre begrenzt war. Während der Zeit der Vorbereitung und der Projektdauer gab es wenig Wechsel unter den Mitarbeitern. Nach Projektabschluß verließen einige Pflegende die Gruppe: um ein anderes Pflegeprojekt in der Filderklinik zu übernehmen, um in der Psychiatrie zu arbeiten, um Pädagogik zu studieren.

Erschwert haben wir uns die Arbeit in unserem Bestreben um Vergleichbarkeit mit anderen Pflegegruppen. Wir hätten mehr erreichen können, wenn wir eine angebotene zusätzliche Stelle für die Studie angenommen hätten.

Ich gehe von der These aus, daß eigentlich jede Pflegende Bezugspflege praktizieren *möchte*. Gleichzeitig haben die Pflegenden aber häufig Angst vor der Verantwortung und davor, persönlich zur Rechenschaft gezogen zu werden; Angst aber auch vor zuviel Nähe und Forderung an ihre Persönlichkeit. Es

müssen also zunächst Möglichkeiten geschaffen und ausgebaut
werden, daß die einzelnen – vom Umfeld unterstützt und getragen – sich in Bezugspflege üben können. Dafür kommen verschiedene Hilfen in Frage:

- ein tragfähiges Team,
- Hilfen von außen durch Pflegeexperten, Pflegeberatung,
  Balintgruppen und Supervision,
- ein berufsbegleitender Kurs, wie er in Herdecke angeboten
  wird.

Diese Ausführungen über das Pflegeprojekt an der Filderklinik
sind keinesfalls als Patentrezept zu verstehen. Sie sollen vielmehr aufzeigen, daß ganz unterschiedliche Wege beschritten
werden können, die nicht unbedingt in festgefügten Organisa-
tionssystemen Ausdruck finden müssen und dennoch dem Anliegen zur Entwicklung der Pflege gerecht werden. Jede einzelne, die für sich und im Team ihre Arbeit hinterfragen und
neu gestalten will, will ich ermutigen und bestärken, ihren eigenen Weg zu suchen und zu beschreiten.

Umstellung auf Bezugspflege

An welche Bedingungen ist die Einführung von Bezugspflege aus einem bestehenden Pflegesystem heraus geknüpft? Auf diese Frage können wir naturgemäß nur aufgrund unserer bisherigen Erfahrungen und Überlegungen antworten. In diesem Sinne können unsere Erfahrungen nur Empfehlungen darstellen; sie erheben nicht den Anspruch, auf jede Situation in anderen Krankenhäusern anwendbar zu sein. Trotzdem meinen wir, daß die nachfolgend aufgeführten Punkte bedacht werden müssen – unabhängig davon, wie sie konkret ausgeführt werden.

● Eine wichtige Grundvoraussetzung ist *Klarheit über die bestehende Arbeitweise:* Je genauer man die Situation analysiert, um so weniger Überraschungen wird es später geben. In Herdecke waren doch etliche überrascht, daß in dem bestehenden Gruppenpflegesystem überwiegend funktionell gearbeitet wird. Für Pflegende und die Mitarbeiter einer Krankenhausorganisation, die bisher nur funktionelles Arbeiten kennen, käme die direkte Umstellung von der Funktionspflege auf die Bezugspflege einer Überforderung gleich und müßte zum Scheitern verurteilt sein. Es ist sinnvoll, einen Zwischenschritt einzulegen, indem zunächst von der Funktionspflege auf Gruppenpflege[5] umgestellt wird.

● In der *Gruppenpflege* verringert sich die Zahl der Patienten, die die Pflegende während einer Schicht zu versorgen hat.

---

[5] Im folgenden bezieht sich Gruppenpflege auch auf Zimmer- und Bereichspflege.

Nun wird zwar für die einzelne Pflegende die Arbeit über-
schaubarer, weil sie nicht mehr für alle Patienten der Station
zuständig ist. Weil sie ihre Arbeit aber anders organisieren
muß und sie dichter am Patienten ist, weitet sich auf der
anderen Seite das Aufgabenfeld.
Es ist eine neue Arbeitsmethode erforderlich, die noch er-
lernt werden muß, um funktionell zergliederte Pflegeabläufe
wieder ganzheitlich zusammenzufügen und in eine zeitliche
Einheit zu bringen. Die Pflegeabläufe werden nicht nur hintereinander abgearbeitet, sondern sie müssen sinnvoll miteinander verbunden werden. Dieses sinnvolle Koordinieren gilt
nicht nur für die Arbeit am Patienten, sondern auch für die
Abstimmung mit den anderen Berufsgruppen.

- Die *Weitung des Aufgabenfeldes* tritt quantitativ nicht so
deutlich in Erscheinung. So ist es in der Gruppenpflege eher
eine Tendenz, daß sowohl die Pflegenden die Bedürfnisse des
Patienten vermehrt wahrnehmen, aber auch der Patient selbst
seine Bedürfnisse äußern kann. So wird er eher dazu neigen,
seinen Wunsch nach einem geriebenen Apfel, den er für seinen Stuhlgang benötigt, zu äußern, wenn die Pflegende sich
intensiver um ihn kümmert. Diesem Beispiel wären noch
viele andere hinzuzufügen, die die quantitative Ausweitung
deutlich machen. Hinzu kommt noch eine qualitative Verbesserung, die sich auch in einem Mehr an Zeit niederschlagen
kann, etwa weil die Pflegende dem Patienten sein eigenes
Nachthemd statt des Flügelhemdes anzieht. Häufig läßt sich
jedoch auch beobachten, daß ganzheitliches Arbeiten neben
der qualitativen Verbesserung auch zeitsparend sein kann:
Wenn die Pflegende ein schmerzvolles Umlagern des Patienten mit der Verabreichung eines Zäpfchens verbindet, statt
diesen zunächst umzulagern und später, verbunden mit einem
nochmaligen Umlagern, das Zäpfchen appliziert.

- Durch das *Hineinwachsen in das ganzheitliche Arbeiten* werden die Fähigkeiten, die zur patientenorientierten Pflege allgemein und für die Bezugspflege im Besonderen benötigt
werden, erübt. Die Pflegenden werden nicht überfordert, und
es bestehen gute Voraussetzungen dafür, daß die Veränderungen bewältigt werden können. Es erscheint uns angemes-

sener und im besten Sinne gesünder, kleine Schritte bei der Änderung von Pflegekonzepten zu tun als zu große Schritte, bei denen man leicht ins Stolpern geraten kann. Ein Zeitraum zwischen drei und fünf Jahren erscheint uns für den Übergang zu einem neuen Pflegekonzept als angemessen.

Die weiteren Bedingungen zur Einführung von Bezugspflege können nur dann richtig verstanden werden, wenn berücksichtigt wird, daß die Pflege in der Krankenhausorganisation *die* zentrale Rolle spielt. Die Pflegenden sind als einzige Berufsgruppe im Krankenhaus 24 Stunden täglich, 7 Tage in der Woche und 365 Tage im Jahr direkt am Patienten tätig. Die ärztliche Versorgung besteht zwar ebenfalls rund um die Uhr, der einzelne Arzt hat aber durchschnittlich nur 9 Minuten täglich mit dem einzelnen Patienten direkt Kontakt. Dem Arzt obliegt es, die notwendige Diagnostik und Therapie zu verordnen, die Pflegende hat die Aufgabe, die Patientenaktivitäten zu organisieren und zu koordinieren. Bei der Pflegenden laufen sämtliche Fäden zusammen, sie weiß, was der Patient verkraften kann und in welcher sinnvollen Reihenfolge die Maßnahmen zu erfolgen haben.

Wenn man die Station als „Heimat" des Patienten im Krankenhaus ansieht, von der aus er „Ausflüge" in die Diagnostik und Therapie unternimmt, müssen die Ausrichtungen der innerbetrieblichen Abläufe ihren Ausgangspunkt von der Pflege – innerhalb der Stationen – nehmen (Abb. 17). Im Gegensatz dazu steht die bisher übliche funktionelle Ausrichtung der Ablauforganisation (Abb. 18).

Qualifikation der Pflegenden

Bei der Beschreibung der Bezugspflege wird man sich die Frage gestellt haben: „Gibt es überhaupt Pflegende, die in der Bezugspflege arbeiten können; ist es realistisch, Pflegende zu finden, die all das, was da erwartet wird, auch können?" Wenn wir noch einmal die Anforderungen und Fähigkeiten Revue passie-

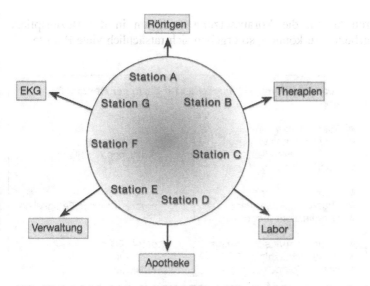

Abb. 17. Ausrichtung der Arbeitsabläufe im Krankenhaus von den Stationen aus

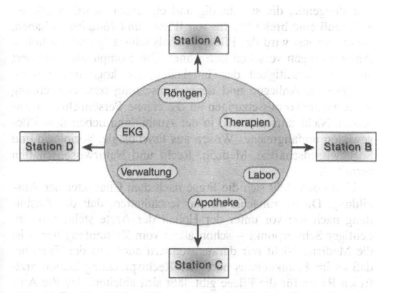

Abb. 18. Funktionelle Ausrichtung der Arbeitsabläufe im Krankenhaus

ren lassen, die Voraussetzung sind, um in der Bezugspflege arbeiten zu können, so ergeben sich tatsächlich viele Punkte.

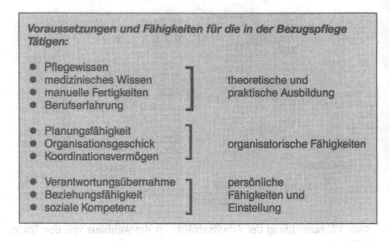

Voraussetzungen und Fähigkeiten für die in der Bezugspflege Tätigen:

- Pflegewissen
- medizinisches Wissen ⎤ theoretische und
- manuelle Fertigkeiten ⎥ praktische Ausbildung
- Berufserfahrung ⎦

- Planungsfähigkeit ⎤
- Organisationsgeschick ⎥ organisatorische Fähigkeiten
- Koordinationsvermögen ⎦

- Verantwortungsübernahme ⎤ persönliche
- Beziehungsfähigkeit ⎥ Fähigkeiten und
- soziale Kompetenz ⎦ Einstellung

Die Pflegende, die selbständig und eigenverantwortlich pflegen will, muß eine breite Palette von *Wissen und Fähigkeiten* haben. Nicht umsonst wird der Pflegeberuf als schwierig und mit hohen Anforderungen versehen bezeichnet. Die Komplexität resultiert aus der Vielseitigkeit der Tätigkeiten, die kognitives Wissen, pflegerische Anliegen und deren Umsetzung bzw. Gewichtung sowie Grundvoraussetzungen an die eigene Persönlichkeit beinhalten. Nicht umsonst wird in der Ausbildung neben dem Pflegewissen umfangreiches Wissen aus Psychologie, Soziologie und Sozialwissenschaften, Medizin, Recht und Naturwissenschaften vermittelt.

Und doch stellt sich die Frage nach dem Charakter der Ausbildung. Da ist zunächst einmal festzuhalten, daß die Ausbildung nach wie vor unter der Hoheit der Ärzte steht. Ein eindeutiger Schwerpunkt – schon allein vom Zeitumfang her – ist die Medizin. Nicht nur daraus, sondern auch aus der Tatsache, daß es im Krankenhaus nach der Rechtsprechung keinen arztfreien Raum für die Pflege gibt, läßt sich ableiten, daß die Ausbildung darauf ausgerichtet ist, Erfüllungsgehilfe des Arztes zu werden. Daraus leitet sich die Definition des Pflegeberufs als Heilhilfsberuf ab.

Weiterhin kann noch festgestellt werden, daß im Krankenpflegegesetz detailliert vorgeschrieben ist, mit welchem Stundenumfang die einzelnen Fächer unterrichtet werden müssen. Um den Nachweis hierfür zu erbringen, werden in der Praxis pedantisch Klassenbücher geführt, in denen die Teilnahme jeder Krankenpflegschülerin/jedes Krankenpflegeschülers genau festgehalten wird. Um es pointiert zu formulieren: Mit dem Beginn der Krankenpflegeausbildung braucht man sich keine Gedanken darüber zu machen, was für den Beruf gebraucht wird und was nicht. Es ist alles „vorgedacht". Drei Jahre lang folgt man vorgegebenen Bahnen, lernt nicht, Wesentliches von Unwesentlichem zu unterscheiden; lernt nicht, Prioritäten zu setzen, sondern wird unselbständig gehalten. Oft wird mit Akribie gelernt, in welcher richtigen Reihenfolge die Ganzkörperwäsche des Patienten zu erfolgen hat, welcher genaue Einstichwinkel bei der subkutanen Injektion einzuhalten ist, wie man die Finger der Hand zu halten hat. Die Prinzipien und Grundsätze, nach denen eine „richtige" Ganzkörperwäsche zu erfolgen hat, werden nicht selbständig erarbeitet, und es wird nicht gelernt, sie situativ richtig abzuwandeln. Man wird nicht nur auf medizinischem Gebiet zum Erfüllungsgehilfen ausgebildet, sondern auch auf dem pflegerischen Gebiet, denn es wird keine eigenständige Auseinandersetzung mit der Pflege gefördert! So bleibt man der Theorie aus dem Lehrbuch verhaftet.

Der Pflegealltag sieht aber anders aus als das theoretisch Erlernte. Da in der Ausbildung die selbständige Auseinandersetzung nicht ermöglicht wurde, wird es als Verlust oder Versagen erlebt, wenn keine genaue Übertragung des Theoretischen in die Praxis möglich ist. Obwohl die Pflegende für einen Heilhilfsberuf ausgebildet wird, muß sie über Pflegemaßnahmen und Prophylaxen selbständig entscheiden, und oft genug trifft das auch für die spezielle Pflege zu. Auf sich selbst gestellt, muß die Pflegende Wesentliches vom Unwesentlichen unterscheiden können und Entscheidungen treffen, ohne darauf richtig vorbereitet zu sein. Ohne die Komplexität des Krankenhausbetriebes zu durchschauen, muß sie den Tagesablauf der Patienten organisieren und koordinieren. Obwohl sie das nicht konkret gelernt hat und selten genug gute Vorbilder erlebt, wird von ihr erwartet, den Alltag souverän zu managen. Drei Jahre lang unselbständig gehalten, muß sie nach dem Examen von heute auf morgen selbständig arbeiten können, um allen Anforderungen gerecht zu werden. Es verwundert nicht, wenn nur wenige, die so „in das kalte Wasser geworfen" wurden, sich unter diesen Bedingungen „freischwimmen" können und nicht untergehen.

> **Deshalb ist zu bedenken, daß bei einer Umstellung auf Bezugspflege die Lehrerinnen für Krankenpflege eventuell angeschlossener Krankenpflegeschulen in die Überlegungen mit einbezogen werden, damit die neuen Bedürfnisse in das Unterrichtskonzept einfließen und die Praxisanleitung die anderen Bedingungen der praktischen Ausbildung berücksichtigen kann.**

Das vorher gezeichnete Scenario läßt es nahezu aussichtslos erscheinen, mit dem Unternehmen Bezugspflege zu beginnen. Doch wenn wir nicht mit der Erwartung darangehen, daß sich von heute auf morgen „alles zum Besseren wenden" wird, wenn wir unsere so verbreitete Einhundertprozent-Mentalität ablegen können (entweder alles klappt einhundertprozentig oder das ganze System taugt nicht!), wenn wir Lernfelder schaffen, in denen ausprobiert werden kann und wo bereits kleine Erfolge Beachtung finden, wenn Fehler erlaubt sind und als Chance zum Lernen angesehen werden, können wir vieles zum Positiven wenden. Unter diesen Bedingungen ist Bezugspflege eine Chance, um Pflege direkt in der Praxis zu professionalisieren.

Neben diesem Professionalisierungsansatz in der Praxis gibt es weitere hoffnungsvolle Zeichen, die in die Richtung einer Selbständigkeit der Pflegeberufe weisen: wissenschaftliche Pflegestudiengänge als Ausgangspunkt fundierten Wissens, Pflegeforschungsprojekte, neue Ausbildungskonzepte, und in vielen Krankenhäusern werden patientenorientierte Pflegekonzepte eingeführt. Defizite der Ausbildung und der bisherigen Berufsausübung können ausgeglichen werden einerseits durch die Bereitschaft, in der Praxis lernen zu wollen, und andererseits dadurch, daß gezielte *Fortbildungen* angeboten und wahrgenommen werden. Als Konsequenz aus dem Bezugspflegeprojekt wurde in Herdecke ein Bezugspflegekurs eingerichtet, der als berufsbegleitender Lehrgang über 1 Jahr Pflegende in der Funktion als Bezugspflegende qualifizieren soll. Der längere Zeitraum, über den sich diese Fortbildung erstreckt, ermöglicht Persönlichkeitsbildung und bedarf anderer Methoden als der reinen Wissensvermittlung. Institutionelle Bereitschaft, Veränderungen zuzulassen und aktiv zu unterstützen, Eigenmotivation der Mitarbeiterinnen und Fortbildungen bieten einen Rahmen, in dem Entwicklung stattfinden kann.

Für die Fortbildungen bieten sich **Themen** an wie

- Organisationslehre.
- Organisationsentwicklung.
- Pflege eines Patienten als Projekt.
- Wie führe ich Änderungen durch?
- Kybernetik/Netzwerke/vernetztes Denken.
- Ethik/philosophische Themen/Menschenbild.

Als **Methoden** kommen in erster Linie Seminare und Workshops in Frage, in denen außer der Wissensvermittlung das Erlernte geübt werden kann und in denen im Team miteinander und voneinander gelernt wird.

Es gibt günstige und ungünstige Rahmenbedingungen für die Einführung der Bezugspflege, sie werden im großen Maße von der Institution gebildet. Die Frage nach der Qualifikation ist verbunden mit der Bereitschaft der einzelnen, Neues erlernen zu wollen und sich zu ändern. Die innere Einstellung und Motivation der einzelnen kann hingegen nicht von außen erzwungen werden.

Äußerlich gibt es Mindestanforderungen wie Berufs- und Lebenserfahrung, um in der Bezugspflege zu arbeiten, genauso wichtig ist aber die innere Bereitschaft, *das Vorhandene weiterzuentwickeln.* Der Entwicklungsgedanke beinhaltet organisches Wachsen als „Evolution", im Gegensatz zur „Revolution", in der das Bestehende verworfen wird.

Es stellt sich auch die Frage nach der Aufgabe der Stations-
oder Gruppenschwester. Sowohl im Modell Herdecke als auch
im Modell Filderklinik gibt es sie nicht. Und dennoch besteht
ein Bedarf nach erfahrenen und qualifizierten Pflegenden. So
könnte sich die *Rolle der leitenden Stationsschwester* anders gestalten als bisher:

- als Mentorin für Lernende,
- als Pflegeexpertin und zur Pflegekonsultation,
- zur Durchführung stationsbezogener Fortbildung,
- als Kommunikationsförderin,
- zur Qualitätsentwicklung in der Pflege,
- zum Management der Pflegeeinheit.

Diese Beispiele mögen der Anregung dienen und sind keines-
wegs vollständig. Die hier skizzierten neuen Aufgabenfelder
bekämen mit der Einführung von Bezugspflege eine besondere
Bedeutung, und die oftmals unbeliebte Stationsschwester
„alten" Stils könnte eine wichtige Bedeutung im dann perma-
nenten Lernfeld einer Station haben.

Personalbedarf

Die Frage nach dem Personalbedarf hat ihren Ursprung in einer
anderen Frage: Wieviel Pflege benötigt ein einzelner Patient
wirklich? Wo ist die Grenze zu sehen zwischen objektiv benö-
tigtem und subjektiv unbegrenztem Pflegebedarf? Die subjektiven Bedürfnisse sind unendlich, die personellen Ressourcen dagegen sind begrenzt. Es muß bei jedem Patienten täglich neu
entschieden werden, welche Pflegemaßnahmen für ihn wichtig
sind und heute Priorität haben. Ohne diese immer wieder neu
zu treffende Entscheidung und ohne die Abstimmung der therapeutischen und pflegerischen Ziele wird am Ende eines
Dienstes immer das Gefühl zurückbleiben, zu wenig getan zu
haben.

Wie kann ich aber wissen, was wichtig und vordringlich bei einem Patienten ist, wenn ich den Patienten nicht kenne? Mit Kennen ist hier die Verbindung von Objektivem mit Subjektivem gemeint. Als *objektiv* werden professionell gewonnene Informationen oder fachlich fundierte Wahrnehmungen bezeichnet. Als *subjektiv* werden Patientenwünsche, -bedürfnisse und -gewohnheiten bezeichnet, die erst dann offen geäußert werden, wenn ein vertrauensvolles Verhältnis besteht. Um bei dem Beispiel mit dem stuhlgangfördernden geriebenen Apfel zu bleiben (s.S. 151), dessen Bedeutung für den Patienten kann unterschiedlich beurteilt werden: je nach Patient kann die Erfüllung dieses Wunsches aus pflegerisch-therapeutischer Sicht entweder überflüssig oder sinnvoll sein.

Berücksichtigt man einerseits, daß es keinen rein objektivierbaren Pflegebedarf gibt, und andererseits, daß den Krankenhäusern die Anzahl der Pflegenden vorgegeben wird, muß die Frage lauten: Kann man unter den gegebenen Bedingungen Bezugspflege realisieren? Diese Frage stellt sich auch, weil – wie wir aufgezeigt haben – in der Funktionspflege minimalistisch gepflegt wird, während in patientenorientierten Pflegesystemen der ganze Umfang pflegerischer Arbeit sichtbar und geleistet wird. Deshalb kann von einem höheren Personalbedarf ausgegangen werden.

Auf den Pilotstationen in Herdecke ist eine Pflegende während ihres Dienstes für etwa 8 Patienten zuständig, von denen 4 ihre Bezugspatienten sind. Die Erfahrungen haben gezeigt, daß dieses Verhältnis ausreichend ist, wenn genügend Hilfspersonal zur Verfügung steht. Außerdem steht ein pflegerischer Außendienst für organisatorische Pflegeaufgaben mit etwa einer halben Stelle pro Pflegegruppe zur Verfügung, darüber hinaus sind die Pflegenden weitgehend von pflegefremden Tätigkeiten entlastet.

Diesem Aspekt der Entlastung wird zukünftig noch mehr Beachtung geschenkt werden müssen, indem eine noch differenziertere Betrachtung der Pflegeaufgaben und die Abgrenzung zu anderen Berufsgruppen stattfinden wird. So ist die in der Krankenhausbetriebswirtschaft übliche Trennung der Leistungen für den Patienten in medizinische, pflegerische und hauswirtschaftliche (Hotel)leistungen hilfreich. Die Ausgliederung und Übertragung der hauswirtschaftlichen Tätigkeiten an Hilfskräfte oder dafür ausgebildetes Personal ist auch aus Gründen der richtigen Ressourceneinsetzung sinnvoll. Es bedarf keiner dreijährigen Krankenpflegeausbildung, um ein Krankenbett mit Desinfektionslösung abzuwaschen. Außer der Ressourcenverschwendung lenkt das auch von den eigentlichen pflegerischen Aufgaben ab.

Oft genug diktiert der Alltag die Prioritäten. Das augenfällig unsaubere Bett wird natürlich sofort bemerkt und richtigerweise nicht akzeptiert. Es wird sofort gehandelt und Abhilfe geschaffen. Weniger sichtbare Dinge, wie eine notwendige Sterbebegleitung oder die Pflegedokumentation, treten dagegen oft genug in den Hintergrund, da sie vom Sterbenden oder von außen nicht eingefordert werden. Deshalb wird unter dieser falschen Prioritätensetzung zwar gelitten, diese aber meistens stillschweigend akzeptiert.

Aus den Ausführungen geht hervor, daß patientenorientierte Pflege nicht *nur* über zusätzliches Pflegepersonal realisiert werden kann. Es ist vielmehr entscheidend, zu ermöglichen, daß das *vorhandene* Pflegepersonal seine eigentlichen pflegerischen Aufgaben wahrnehmen kann, indem die pflegefremden Tätigkeiten ausgegliedert werden.

> Es ist uns zwar ein Anliegen aufzuzeigen, daß auch in den bestehenden Strukturen Bezugspflege möglich ist, indem die Ressourcen besser ausgeschöpft werden. Allerdings spricht dies nicht gegen berechtigte Forderungen nach zusätzlichen Stellen. Denn der Umfang an bisher nicht wahrgenommenen Pflegeaufgaben darf nicht unterschätzt werden. So würde allein die Realisierung der gesetzlich geforderten geplanten Pflege bei allen Patienten eindeutig zu Lasten der direkten Patientenpflege gehen. Parallel zur schrittweisen Einführung von Bezugspflege und der damit verbundenen allmählichen Entdeckung zusätzlicher Pflegeaufgaben kann auch die Pflegepersonalaufstockung nur in kleinen Schritten erfolgen.

Am Beispiel eines einzelnen Tages der bestehenden Situation auf einer Station können die Folgen eines zu großen Schrittes dargelegt werden, um aufzuzeigen, was passieren würde, wenn plötzlich 20% mehr Personal zur Verfügung stünde. Selbst wenn durch Verlegung und Entlassung nicht mehr so viele Schwerkranke zu pflegen sind, kommt es vor, daß die plötzlich zur Verfügung stehende Zeit dennoch nicht den anderen Patienten zukommt. So wird z.B. die jetzt eigentlich mögliche – und auch erforderliche – häufigere Umlagerung eines dekubitusgefährdeten Patienten dennoch nicht durchgeführt. Weitere Beispiele lassen sich leicht finden. An dieser Situation kann erlebt werden, daß notwendige Pflegeaufgaben nicht ohne weiteres erkannt werden und die zur Verfügung stehende Zeit nicht immer sinnvoll gefüllt wird. Das Gegenteil ist häufig der Fall. Dieser Zeitraum wird oft eher als Leerraum erlebt, und man geht deshalb zum Dienstschluß nicht zufriedener als sonst nach Hause.

Abschließend sei noch festgehalten, daß Bezugspflege dann nicht durchführbar ist, wenn eine Pflegende für 16 oder gar noch mehr Patienten zuständig ist. Bezugspflege und auch Gruppenpflege ist dann nicht einmal in Ansätzen möglich. Bei diesem Verhältnis von Patienten zu Pflegenden ist nur eine Pflege möglich, die sich an den notwendigsten Bedürfnissen orientiert, die zwar zusätzlichen Schaden abwenden kann, aber keinen gesundenden und therapeutischen Nutzen mehr hat.

Team

Es bietet sich bei der Behandlung dieser Frage an, nach Pflegeteam und therapeutischem Team zu unterscheiden.

Pflegeteam

Den Kern des Pflegeteams bilden in erster Linie die fest angestellten Pflegenden, die durch ihre kontinuierliche Arbeit die Kultur einer Station entscheidend prägen. Aushilfen, Praktikantinnen, Schülerinnen und Hilfskräfte können keine Teammitglieder in diesem Sinne sein. Eine Zwischenrolle nehmen die Zivildienstleistenden ein, deren Einsatzdauer von über einem Jahr zwar lang genug ist, um in das Team integriert zu werden, denen aber die fachlichen Voraussetzungen fehlen.

Das tragende Element der Teamarbeit ist *gegenseitiges Vertrauen*. Dieses basiert wiederum darauf, sich gegenseitig gut zu kennen. Wie groß darf ein Team sein, in dem man sich so gut kennt, um vertrauensvoll zusammenarbeiten zu können? Aus der Soziologie kennen wir die soziale Gruppe, die aus etwa 10–15 Menschen besteht. In diesem Rahmen ist es noch möglich, die einzelnen so gut kennenzulernen, daß man das Wissen, das Können und die Reaktionen der jeweiligen Kollegin einschätzen kann. Geht die Gruppengröße darüber hinaus, so schwindet das gegenseitige Kennen immer mehr, und es tauchen soziale Probleme auf, die die Zusammenarbeit erschweren.

Während üblicherweise Sitzungen des ganzen Teams zur Klärung von Problemen stattfinden, befindet sich die Pflege in der Sondersituation, daß niemals alle Teammitglieder an Übergabe, Stationsbesprechung oder Fortbildung teilnehmen können. Dadurch, daß im Drei-Schicht-System gearbeitet wird, kann niemals die ganze Gruppe zusammenarbeiten. Hinzu kommt das Problem der Integration von Dauernachtwachen in das Team. Daraus resultiert der *erschwerte Informationsfluß*. Ein ständiges Problem im Pflegeteam besteht darin, Absprachen so zu kommunizieren, daß sie alle Pflegenden erreichen. Dabei gibt es keinen Unterschied, ob es sich um eine Absprache zur Arztvisite oder um eine neue Pflegerichtlinie oder um die Einführung eines neuen Pflegemittels handelt.

Es ist unschwer vorstellbar, daß in einem Team von 10 Pflegenden Absprachen und Informationsfluß besser zu gewährleisten sind als in einem 20köpfigen Team, wenngleich hier wie dort immer diejenigen, die dienstfrei haben, und diejenigen, die die Station hüten, fehlen.

Aus dem genannten Grund ist die Beachtung der richtigen Pflegeteamgröße von großer Bedeutung und sollte bei einer Umstellung unbedingt beachtet werden, denn dem oben beschriebenen gegenseitigen Vertrauen kommt ein zentraler Stel-

lenwert zu. Bei der Übergabe muß die Pflegende darauf vertrauen, daß die von ihr festgelegten Pflegemaßnahmen auch
während ihrer Abwesenheit ausgeführt werden. Dies kann nur
gelingen, wenn sie Vertrauen in die Fähigkeiten und die Person
der anderen Pflegenden des Teams hat, da sie diese mit ihren
Stärken und Schwächen kennt.

Diese kollegiale, vertrauensvolle Grundhaltung bedingt eine
Teamgröße von maximal 15 Pflegenden, die nicht überschritten
werden darf. Besondere Beachtung findet dieser Punkt vor dem
Hintergrund zunehmender Teilzeitarbeit bei den Pflegenden,
wodurch sich auch ohne zusätzliche Stellen das Pflegeteam ver-
größert und das soziale Gefüge des Teams zunächst unmerklich
verändert.

Bei großen Stationen von 30 oder mehr Patienten mit mehr
als 15 Pflegenden (einschließlich Teilzeitkräfte) ist es denkbar,
zwei oder drei Subgruppen zu bilden, die einen Bereich als ein
Team betreuen.

Therapeutisches Team

Zum therapeutischen Team einer Station zählen wir außer dem
Stationsarzt noch die anderen Therapeutinnen. Dem therapeutischen Team kommt insofern eine besondere Bedeutung zu, als
hier das interprofessionelle Arbeiten seinen Fixpunkt findet. Da
die Zusammenarbeit zwischen den einzelnen Berufsgruppen
nicht so eng ist wie zwischen den Pflegenden untereinander,
kann hier die Teamgröße von 15 Menschen überschritten werden.

Von den im therapeutischen Team vorhandenen Berufsgruppen nimmt der Stationsarzt – schon allein vom zeitlichen Umfang der Zusammenarbeit her – die wichtigste Rolle ein. Ein gegenseitiges Kennen, wie es oben für die Pflegenden beschrieben
wurde, ist auch für eine vertrauensvolle Zusammenarbeit zwischen Arzt und Pflege erforderlich.

Physiotherapeuten, Ergotherapeuten und andere Therapeuten betreuen in der Regel nur wenige Patienten innerhalb einer
Station und werden demgemäß auch nur punktuell zum thera-

peutischen Team gehören, im Sinne einer losen Anbindung. Anders gestaltet sich das auf solchen Stationen, zu denen Therapeuten fest zugeordnet sind, wie das bei der beschriebenen Station für rückenmarkverletzte Patienten der Fall ist.

> Zusammenfassend kann festgehalten werden, daß die richtige Teamgröße, besonders des Pflegeteams, ein wichtiger Faktor bei der Umstellung auf Bezugspflege ist.

Arbeitszeiten

Bei der Umstellung auf Bezugspflege haben sich die bestehenden Arbeitszeiten als praktikabel erwiesen, ihre Anpassung an die neuen Abläufe scheint primär nicht wichtig zu sein; sie bildet deshalb keine Voraussetzung für eine Umstellung.

Bei einer geplanten Anpassung von Arbeitszeiten an eine neue Pflegeorganisation sind weitere Faktoren bestimmend: So gibt es die Bedürfnisse der Patienten, die Zunahme von Teilzeitarbeit bei den Pflegenden und das gewandelte Geschehen im Krankenhaus, bedingt durch gestiegene Fallzahlen bei gleichzeitigem Rückgang der Verweildauer. Erschwerend für die Einführung neuer Arbeitszeiten sind dabei auftretende gegensätzliche Interessen. So steht dem Bedürfnis des Patienten nach individueller Pflege ein nach Effektivität strebender Krankenhausbetrieb gegenüber. Aber auch die Pflegenden haben Bedürfnisse und Erwartungen an ihre Arbeitszeit, die wiederum nur selten mit den Bedürfnissen der Patienten und des Krankenhausbetriebes übereinstimmen. Und die Erfordernisse des Krankenhausbetriebes mit seinen vielen Abteilungen stimmen selten mit den Bedürfnissen der Patienten und den Wünschen der Mitarbeiter überein.

In der Vergangenheit haben sich Veränderungen nicht immer als sinnvoll erwiesen. So hat die vor Jahren stattgefundene Umstellung der Arbeitszeit der Pflegenden vom Teildienst auf den

Schichtdienst zu der – aus ökonomischer Sicht – befremdlichen Situation geführt, daß um die Mittagszeit während der Mittagsruhe der Patienten und der Mittagspause der anderen Abteilungen die meisten Pflegenden im Dienst sind. Die Erwähnung dieser Tatsachen soll aufzeigen, daß die Änderung von Arbeitszeiten vielen Anforderungen genügen muß und das Kriterium Bezugspflege allein nicht ausreicht, um die richtigen Arbeitszeiten zu finden.

Im Bezugspflegeprojekt der Filderklinik wurde eine Veränderung der Arbeitszeit nur für die Projektstation vorgenommen. In Herdecke wurde für das ganze Krankenhaus ein Arbeitszeitprojekt mit Pflegenden durchgeführt, um verschiedene Vorschläge für neue Arbeitszeiten auszuarbeiten. Es wurden für die verschiedenen Fachbereiche mit ihren jeweiligen Gegebenheiten unterschiedliche Arbeitszeiten konzipiert.

Es erscheint sinnvoll, nachdem einige Zeit in der Bezugspflege gearbeitet worden ist, eine Arbeitsablaufanalyse vorzunehmen, nach deren Ergebnissen die Arbeitszeiten unter der Berücksichtigung der oben erwähnten Faktoren abzustimmen sind.

Dienstplan

Einen ungleich höheren Stellenwert als die Arbeitszeit nimmt die Dienstplanung bei der Umstellung auf Bezugspflege ein. Kontinuierliche Zuständigkeit ist in der Gruppen- und Bereichspflege ein nicht zu unterschätzender Einflußfaktor auf die Zufriedenheit von Patienten und Pflegenden. In der Bezugspflege ist die Kontinuität aber ein Muß.

Es kann davon ausgegangen werden, daß jede Pflegende ihre Bezugspatienten immer betreut, wenn sie im Dienst ist; gleichwohl ob sie Früh- oder Spätdienst macht, ihre 4 Bezugspatienten erfahren Kontinuität. Wie sieht das jedoch für die anderen Patienten aus, wenn immer eine andere Pflegende lediglich vertretend pflegt? Und welche Konsequenzen hat es für die Pflegenden selbst? Schauen wir uns dies an einem Beispiel an:

Episode XI:

> Wenn Schwester Sabine im Frühdienst arbeitet, so betreut sie ihre 4 Bezugspatienten und vertretend 4 andere Patienten von anderen Bezugspflegenden. Schwester Helga arbeitet im Spätdienst und betreut da ebenfalls ihre 4 Bezugspatienten und 4 andere Patienten von anderen Bezugspflegenden. Idealerweise würden diese anderen Patienten die Bezugspatienten von Schwester Sabine sein und umgekehrt. Arbeiten Schwester Sabine und Schwester Helga nun in der gleichen Schicht, so werden sie beide ihre Bezugspatienten pflegen, „verlieren" aber die Patienten, die sie am Vortag vertretend gepflegt haben. Beide müssen nun Patienten übernehmen, die sie bisher nicht oder nur selten gepflegt haben.

Jede, die am Patientenbett gearbeitet hat, weiß, was das bedeutet. Es dauert seine Zeit, bis man die Eigenheiten und Besonderheiten des Patienten kennt. Wieviel flüssiger geht die Arbeit, wenn man weiß, wie welche Pflegemaßnahmen bei einem Patienten durchgeführt werden, und wenn man seine Reaktion kennt. Auch für den Patienten stellt es einen realen Qualitätsverlust dar, Gewohntes aufzugeben und sich auf eine neue Pflegende einzustellen. Das mag nebensächlich klingen, aber in der Praxis der Bezugspflege sind diese Situationen äußerst problematisch.

Deshalb hat es sich als erforderlich erwiesen, daß das Tauschen von geplanten Diensten Einschränkungen unterworfen ist. In Episode XII ist zu beachten, daß Schwester Sabine und Schwester Helga immer in der Gegenschicht arbeiten müssen und gewissermaßen ein „Pärchen" bilden.

Die im vorherigen Abschnitt beschriebene ideale Teamgröße wirft bei der Dienstplanung noch ein weiteres Problem auf. Die Vorteile der überschaubaren Gruppengröße werden mit Nachteilen bei der Dienstplanung „erkauft". Bei einer kleinen Pflegegruppe handelt es sich für die Dienstplanung um ein empfindliches System, wenn bei einer Pflegegruppe mit 16 Patienten nur jeweils 2 examinierte Pflegende im Früh- und Spätdienst eingesetzt werden können. Der vom Krankenhausbudget gewährleistete Stellenplan von 8 Stellen gibt bei normalen Ausfallzeiten genau diese Besetzung an Werktagen her. Da von Bezugspflege nicht die Rede sein kann, wenn eine Pflegende 16 Patienten zu betreuen hat, bedeutet dies, bei plötzlichem Personalausfall einen gleichwertigen Ersatz zu stellen.

Deshalb sind die Pflegegruppen so besetzt, daß der Stellenanteil für die planbaren Ausfallzeiten mit Stammmitarbeiterinnen besetzt ist. Der Stellenanteil für die nichtplanbaren Ausfallzeiten (fast ausschließlich handelt es sich dabei um Krankheitsausfälle) wird aber nicht mit Stammmitarbeiterinnen besetzt, sondern wird dem Aushilfs- und Springerpool zur Verfügung gestellt. Nur so kann eine kontinuierliche Besetzung gewährleistet sein.

Weiter oben wurde darauf hingewiesen, daß es in der Praxis nicht möglich ist, daß jeweils zwei Pflegende („Paar") ihre Bezugspatienten wechselseitig pflegen. Um das zu realisieren, müßten diese beiden Pflegenden nicht nur in der Gegenschicht arbeiten, sondern auch an den gleichen Tagen frei haben und auch gemeinsam Urlaub nehmen. Denn ein Kriterium, warum eine Pflegende einen bestimmten Patienten als Bezugspflegende übernimmt, ist die Zahl der Tage, die sie noch vor einer Freiperiode im Dienst ist. So ist es wenig sinnvoll, einen Bezugspatienten zu übernehmen, wenn man danach mehrere Tage frei hat.

Wenn man nun noch das bereits benannte Kriterium hinzunimmt, daß die Patienten möglichst in nebeneinanderliegenden Zimmern untergebracht sein sollen, wird schnell deutlich, daß die vielfältigen Planungskriterien dazu führen, daß diese enge Bindung von zwei Pflegenden aneinander nur theoretisch möglich ist.

Es wird wohl auch deutlich, daß eine weitere wichtige Voraussetzung eine möglichst gleichbleibende Gesamtpflegeintensität der Patienten ist. Das heißt, daß das System der kleinen Pflegegruppen sehr sensibel auf eine stark schwankende Zahl von schwerstpflegebedürftigen Patienten reagiert. Ein gleichmäßiges Verhältnis von Patienten der verschiedenen Pflegekategorien ist im Sinne einer gleichmäßigen Arbeitsbelastung sowieso anzustreben. Im Bezugspflegesystem kommt ihm nochmals besondere Bedeutung zu. Deshalb ist es auch wichtig, daß der Außendienst bei der Planung der Belegung der Pflegegruppen die Anliegen der Pflege mit vertritt.

Man kann also festhalten, daß der Dienstplanung bei der Umstellung auf die Bezugspflege ein hoher Stellenwert zukommt.

Pflegedokumentation

Pflege- und medizinische Dokumentation sind im Rahmen des Pflegeprozeßmodells als die zentralen Arbeitsmittel der Pflegenden und Ärzte anzusehen. In der Bezugspflege nimmt ihr Stellenwert noch zu.

Sie ist die Garantie dafür, daß die wesentlichen Informationen über die mündliche Übergabe hinaus jederzeit zur Verfügung stehen. Kontinuierliche und verläßliche Pflege der Patienten wird dadurch möglich. Neben der Funktion als Informationsinstrument dient sie der Bezugspflegenden auch als Prozeßdokumentation und Evaluationsinstrument.

Bereits zu Beginn des Projektes auf der Pilotstation wurde damit begonnen, ein neues Dokumentationssystem zu entwerfen. Es wird in Einzelmappen gegenüber den herkömmlichen Planetten geführt, damit jede Bezugspflegende sich ihre Patientengruppe jeweils zu Dienstbeginn zusammenstellen kann. Es wurde ein integriertes Dokumentationsblatt[6] sowohl für die medizinische als auch für die Pflegedokumentation entwickelt, abgestimmt auf die Bedürfnisse der inneren Abteilung.

---

[6] Vorlage war das Dokumentationssystem des Lindenhof-Spitals in Bern/Schweiz.

Perspektiven durch Bezugspflege

Die pflegeinterne Diskussion dreht sich darum, welche Rolle die Pflege im Gesundheitswesen spielt, warum viele Pflegende aus dem Beruf aussteigen, warum so viele – oft schon in der Ausbildung – frustriert sind. Sie verlieren die Ideale ihrer Ausgangsmotivation und verlassen den Pflegeberuf. Es handelt sich um ein tiefgreifendes Problem, dem nicht mit Lösungen, die an der Oberfläche und im Organisatorischen haften bleiben, Abhilfe geschaffen werden kann.

Die Entwicklungen auf dem Gebiet der Medizin, die stets auch die Pflege beeinflußt haben, haben durch ihre Spezialisierung dazu geführt, daß die pflegerische Arbeit immer mehr funktionalisiert wurde und vom Patienten wegführte. Hauptsächlich geschieht dies durch tätigkeitsorientiertes Arbeiten, wie es in der „Funktionspflege" seinen Ausdruck findet. Nicht der Patient steht im Mittelpunkt, sondern der einzelne Arbeitsschritt. Der Bezug zum Patienten und ebenso zum Ablauf als Ganzem geht verloren.

Organisation und Abläufe unserer Krankenhäuser sind funktionell ausgerichtet, und es kennzeichnet die Situation treffend, wenn Hofer ihr Buch, in dem sie Vorschläge zur Krankenhausreorganisation macht, „*Patientenorientierte Krankenhausorganisation*" nennt. Offensichtlich sind die Strukturen und Abläufe in unseren Krankenhäusern nicht patientenorientiert. Diese Situation hat Rückwirkungen auf die Arbeit der Pflegenden und hindert sie, von Grund auf ihr Anliegen in der Pflege zu verwirklichen.

> Wenn es ursprüngliches Anliegen der Pflegenden ist, dem pflegebedürftigen Menschen zu helfen, ihn in den Mittelpunkt der eigenen Arbeit zu stellen, dann muß die Ausübung des Pflegeberufes in funktionell ausgerichteten Organisations- und Arbeitsformen früher oder später unzufrieden machen.
>
> Deshalb kann es bei Reformansätzen in der Pflege nicht darum gehen, nur die Organisation zu verbesern.
>
> Alle Bemühungen, ein zufriedenstellendes Arbeitsfeld für die Pflege zu schaffen, gehen in die Leere, wenn es nicht gelingt, das Wesentliche, das, worum es uns Pflegenden ureigentlich geht, zu ermöglichen:
>
> Menschen in ihren Krisensituationen, in ihrem Kranksein und während des Sterbens pflegend, helfend und begleitend beizustehen.

Voraussetzung ist zwar ein Organisationsrahmen; das Wesentliche ist jedoch, Möglichkeit und Raum zu schaffen, kranken und hilfsbedürftigen Menschen beizustehen und ihnen in der Ausübung der Pflege zu begegnen, um sie während ihres Krankseins auf ihrem Lebens- und Entwicklungsweg begleiten zu können. Die ganz einfach und doch so treffend geäußerte Vorstellung von Pflegenden, warum sie den Beruf ergriffen haben: „Ich will Menschen helfen", soll durch Bezugspflege ermöglicht werden.

Die Pflege:
Heilhilfsberuf oder eigenständiger Beruf?

Unseres Erachtens und wie aus den vorangegangenen Ausführungen ersichtlich wurde, kann der Pflegeberuf nur ein *eigenständiger Beruf* sein. Allein der Ruf nach mehr Anerkennung hilft noch nicht weiter. Kein Arzt, Jurist, Bäcker usw. käme auf die Idee, mehr Anerkennung für seinen Beruf durch andere einzufordern und bei jeder sich bietenden Gelegenheit daran zu erinnern, wie wichtig und unabkömmlich er für die Gesellschaft sei. In der Tat stellen wir die Bedeutung all dieser Berufe auch nicht in Frage. Ihr Beitrag zum gesellschaftlichen Leben ist unbestritten. Ärzte, Juristen, Bäcker vertrauen auf ihre speziellen Fähigkeiten in dem Wissen, daß andere Menschen diese benötigen, während sie selbst sich wiederum in Abhängigkeit von anderen Fachberufen befinden. Dieses berufliche Selbstverständnis und -vertrauen scheint bei den Pflegenden wenig ausgeprägt, bei vielen sogar nicht existent.

Der Pflegeberuf enthält als sozialer Beruf nicht exakt planbare, rationalisierbare und abgrenzbare, sondern vielmehr komplexe und schwer abgrenzbare Funktionen. Da zudem Pflege auch nichtprofessionell ausgeübt wird – die Tochter, die ihre Mutter zu Hause pflegt, – sind die Grenzen noch schwerer zu erkennen. Solange Wissen, Wollen und Können zur Alltagsgestaltung ausreichen (Orems Selbstpflege), braucht man keine professionelle Pflege. Wo sie nicht mehr ausreichen, weil Gesundheitsdefizite einschränkend wirken, wird professionelle Pflege gebraucht.

In scheinbarem Gegensatz dazu stehen Äußerungen unserer Mitmenschen, die – nachdem sie unseren Beruf am eigenen Leib erlebt haben – dahingehend ihre Achtung zum Ausdruck bringen, indem sie sagen: „Pflegen, also das könnte ich nicht!" Damit meinen sie aber in erster Linie die Belastungen, die mit dem professionellen Pflegen fremder Menschen verbunden sind: das „Rund-um-die-Uhr-Arbeiten", den als unangenehm empfundenen Umgang mit Ausscheidungen und die als Belastung vorgestellte Begegnung mit schwerem Schicksal. Nur selten sind damit die pflege- und medizin-„technischen" Fertigkeiten gemeint.

Zu wenig Sensibilität wird von den Pflegenden dafür entwickelt, daß Praktikantinnen, Zivildienstleistende und Krankenpflegeschülerinnen zu Beginn ihrer Ausbildung über zu wenig Wissen, Fertigkeiten und Fähigkeiten verfügen, um zum einen diesen Anforderungen gerecht zu werden und um zum anderen sie vor tiefgreifenden Erlebnissen zu bewahren, zu deren Verarbeitung ihnen meist keine Gelegenheit gegeben wird.

Zuwenig Pflegende und zuviel Arbeit sind die oft vorge-
brachten Gründe, warum man Praktikantinnen, Zivildienstleistende und Krankenpflegeschülerinnen Pflegetätigkeiten ausführen läßt, die einer ausgebildeten und erfahrenen Krankenschwester vorbehalten sein sollten. Objektiv wird damit zum Ausdruck gebracht, daß die Anforderungen zur Ausübung des
Pflegeberufes gering sind. Damit wird der Pflegeberuf zum
Heilhilfsberuf degradiert. Es zeugt von einem mangelnden
Selbstverständnis, daß wir uns in den offensichtlichen Widerspruch begeben, einerseits verbal die hohen Anforderungen an
eine Pflegende zu betonen und andererseits in praxi Hilfskräfte
in komplexe und schwierige Pflegesituationen zu schicken.

Ein weiterer Mosaikstein im Bild der Pflege entsteht in der
Zusammenarbeit mit den anderen Berufsgruppen. Jede Pflegende prüfe sich, welchen Raum sie pflegerischen Fragen in der
Arztvisite einräumt. Ist es nicht vielmehr so, daß dort nahezu
ausschließlich medizinische Fragen erörtert werden? Erschöpft
sich ihre Tätigkeit nicht zu häufig darin, das aufzunehmen, was
der Arzt anordnet – ergänzt höchstens um Verständnisfragen
ihrerseits, ohne die pflegerischen Anliegen einzubringen?

Es herrscht zuwenig Klarheit darüber, welches Bild der
Pflege durch konkretes *Handeln* tagtäglich entsteht. Dieses,
durch das Handeln selbst geschaffene Bild ist der Bestrebung,
Pflege als eigenständigen Beruf zu etablieren, diametral entge-
gengesetzt. Es liegt auf der Hand, daß es ausschließlich durch
die Pflegenden selbst wiederum beeinflußbar und zu korrigieren
ist. Denn ebenso wie für Ärzte, Juristen und Bäcker gilt auch
für die Pflege die Prämisse: Die Angehörigen einer Berufsgruppe bestimmen selbst, welches Bild die anderen Menschen
von ihnen haben!

Verantwortung

Untrennbar mit eigenständiger Arbeitsweise ist der Begriff der
Verantwortung verbunden (s. S. 54). Es bleibt festzuhalten, daß
mit Ausführungsverantwortung *kein* eigenständiger Beitrag

geleistet wird: Wir übernehmen Verantwortung für die Ausführung dessen, was andere uns übertragen haben. Die eigentliche Verantwortungsübernahme besteht darin, daß wir für etwas Komplexes über einen längeren Zeitraum einstehen. Der Arzt übernimmt eben Verantwortung nicht nur für die einzelne Medikation an diesem Tag, während er im Dienst ist, sondern auch für die Begründung dieser Medikation in einem umfassenden Behandlungsplan, der sich aus vielen Elementen zusammensetzt und in dem er Prioritäten setzen muß. Darin liegt der wesentliche Unterschied:

> Überall, wo lediglich Ausführungsverantwortung übernommen wird, handelt es sich um Hilfsberufe, während *persönliche Verantwortungsübernahme,* wie sie bei der umfassenden Pflege eines Patienten möglich ist, die Eigenständigkeit begründet. Die Art der Verantwortungsübernahme wird zum Gradmesser für die Eigenständigkeit eines Berufes.

Es wäre berechtigt, den Pflegeberuf dann als einen Hilfsberuf zu bezeichnen, wenn die Arbeitsweise sich auf die Ausführung von Anordnungen beschränkt und es sich in obigem Sinne um Ausführungsverantwortung handelt. Die Anordnungen werden entweder vom Arzt oder von der Stationsleitung getroffen, und es gibt keine eigenständigen Entscheidungen. Im Gegensatz dazu würde die eigenverantwortlich geplante und ausgeführte Patientenpflege stehen, die auf einen selbständigen Beruf hinweist.

Kann von einem Hilfsberuf gesprochen werden, obwohl es Pflegende in Leitungspositionen gibt, die durch die Stellenbeschreibung persönliche Verantwortung für die Pflege der Patienten übernehmen? Es gibt immer wieder einzelne Pflegende, die durch ihr Verhalten und ihren Einsatz das Image der Pflege als „Heilhilfsberuf" widerlegen. Es bleibt aber vielfach bei einzelnen; so sind es die Stationsleitungen, die als einzige in einer Gruppe von etwa 15 Pflegenden eigenständig und selbständig arbeiten. Alle anderen examinierten Pflegenden sind in diesem Sinne nur als Hilfskräfte tätig. Allein aus dem Verhältnis eigenständig Arbeitender zu Ausführungen Befolgender von etwa 1:15 wird deutlich, daß das Bild des Hilfsberufes durchaus seine Berechtigung hat.

Verbale Behauptungen über die Eigenständigkeit des Berufes können keine Veränderungen bewirken, solange in der praktischen Ausübung desselben nicht die Bereitschaft einer jeden Pflegenden besteht, wirklich Verantwortung zu übernehmen.

Pflegeorganisation

In der Funktionspflege übernimmt die Pflegende eindeutig lediglich Ausführungsverantwortung. Auch in der Gruppen-, Zimmer- und Bereichspflege können Tätigkeiten funktionell ausgeführt werden, was in der Tat oft der Fall ist. Selbst das zeitliche Zusammenfassen von einzelnen Tätigkeiten und die damit verbundene „ganzheitliche" Ausführung am Patienten, indem in einem Arbeitsgang Medikation verteilt, Blutdruck gemessen und der Patient umgelagert wird, läßt noch keine Aussage über den Grad der Verantwortungsübernahme zu. Diese Tätigkeiten können entweder von der ausführenden Pflegenden festgelegt und damit persönlich verantwortet sein, oder es kann sich um die Durchführung einer von der Stationsleitung angeordneten Pflegemaßnahme handeln.

In der Pflegedokumentation ist die Ausführungsverantwortung dadurch ersichtlich, daß einzelne Tätigkeiten abgehakt und abgezeichnet werden. Wer übernimmt jedoch die Verantwortung für den gesamten Pflegeverlauf? Wer steht für Erfolge und Mißerfolge ein? Aus traditioneller Sicht wird diese verantwortliche Position der Stationsleitung übertragen. Diese kann die Verantwortung für alle Patienten jedoch nur formell übernehmen. Es gibt zwei Möglichkeiten: entweder sie arbeitet selbst in der direkten Patientenpflege mit, dann gilt für sie das gleiche, was für die übrigen Pflegenden dargestellt wurde; oder sie arbeitet im „alten" Stil, indem sie Anweisungen erteilt, dann koordiniert sie letztlich nur die Pflegeausführung. Die mit dem Pflegeprozeß verbundenen Aufgaben der Pflegeanamnese, Problemfeststellung, Ziel- und Maßnahmenfestlegung, Evaluation und Anpassung kann sie unmöglich für alle Patienten einer Station leisten!

Professionalisierung durch Bezugspflege

Basis einer fundierten Professionalisierung der Pflege ist die sich entwickelnde Pflegewissenschaft. Pflegeforschung ist die Voraussetzung, um systematisch Methoden und Inhalte der direkten Patientenpflege zu untersuchen und Ergebnisse zu liefern, die das bisherige, weitgehend empirische Wissen der Pflege ergänzen bzw. ablösen. Diese Ergebnisse werden immer komplexerer Natur sein und Detailwissen in Zusammenhänge stellen.

Es bedarf einer ganzheitlich orientierten Pflege und eines Pflegekonzeptes, das die Anwendung von Ergebnissen der Pflegewissenschaft und -forschung in der Praxis ermöglicht. Funktionell ausgeführte Pflege wird wissenschaftlich erforschter Pflege nur schwer – wenn überhaupt – in die Praxis verhelfen können.

Professionelles Lernen in der Praxis

Zur Professionalität und echten Verantwortungsübernahme gehört auch, daß wir mit den Konsequenzen unseres Handelns konfrontiert werden. Wird bei Dekubitusgefährdung eine prophylaktische Maßnahme festgelegt, so muß gewährleistet sein, daß diese von allen Beteiligten auch so ausgeführt wird. Erst das Ergebnis, die intakte Haut oder der sich ausbildende Dekubitus, zeigt an, ob in der Pflegesituation der Zustand des Patienten und die vorliegenden Informationen richtig bewertet und in wirksame Maßnahmen umgesetzt werden konnten. Die Ursachenforschung, sowohl bei Erreichen als auch bei Nichterreichen des Zieles, ermöglicht es, fundiert zu lernen und die richtigen Schlüsse für zukünftiges Handeln zu ziehen.

Dabei erweist sich das reine Erfahrungswissen als Handicap, weil es sich darin erschöpft, als Begründung von Pflegemaßnahmen stets nur „gute altbewährte" Erfahrungen anzugeben.

Erfahrungswissen sammelt sich an durch Ausprobieren von Ideen. Unmittelbar eintretender Erfolg oder Mißerfolg entscheidet darüber, ob die Maßnahme zukünftig angewandt wird. Dieses Vorgehen ist geradezu typisch für tätigkeitsorientiertes Arbeiten, bei dem lediglich Ausführungsverantwortung übernommen wird. Es wird auf dieser Ebene nicht hinterfragt, *warum* der Erfolg oder Mißerfolg eingetreten ist. Diese Ursachenforschung ist Grundsatz der Pflegeforschung, die den Erfolg und Mißerfolg von Pflegemaßnahmen immer neu hinterfragt und fundierte Begründungen für die Erreichung des Pflegezieles bietet und zu neuen gesicherten Erkenntnissen führt.

In diesem Zusammenhang ist es wichtig zu erwähnen, daß Bezugspflege nichts über die *Qualität* der Pflege und Kommunikation mit Kolleginnen, Ärzten und anderen aussagen kann. Die Qualität und Kommunikation ist abhängig von dem Vermögen der einzelnen Pflegenden: sie kann „gut" oder „schlecht" pflegen, umfassend oder inkomplett, koordiniert oder chaotisch arbeiten. Das Konzept der Bezugspflege wird leicht verwechselt mit einem Konzept der Pflegequalität. Wir sind zwar sicher, daß eine gute Pflegequalität in der Bezugspflege eher möglich ist, weil die Rahmenbedingungen zur Entwicklung von Pflegequalität diesem Anliegen Rechnung tragen. Dennoch möchten wir ausdrücklich erwähnen, *daß Bezugspflege an sich keine Garantie für eine gute Pflegequalität sein kann.*

Die Pflegende, die Verantwortung für den gesamten Pflegeverlauf eines Patienten übernimmt, wird als professionell erlebt werden: indem sie mit ihrem Namen „bürgt", sich zuständig fühlt für alle Belange *ihres* Patienten, in der Zusammenarbeit mit den anderen die Informationen und Anregungen bereit hält, die nur sie geben kann und die von den anderen für ihre Arbeit benötigt werden. Sie schafft sich damit ein Arbeitsfeld, in dem sie die Konsequenzen ihres Denkens und Handelns, positiv wie negativ, erlebt. Ihr eigenständiger Beitrag am Gesundungsprozeß des Patienten wird sichtbar, und die oftmals vermißte und verbal eingeforderte Anerkennung wird dadurch erfahren werden.

Auswirkungen auf Krankenhausstrukturen

In diesem Zusammenhang soll beleuchtet werden, ob sich innerhalb des Krankenhauses ein neues Pflegekonzept einführen läßt,
ohne die anderen Abteilungen zu berühren, und inwieweit es
der Kooperation und sogar der Mithilfe anderer Berufsgruppen – vor allen Dingen der Ärzte – bedarf.

Schon bei einer ersten Betrachtung der Arbeitsabläufe im
Pflegebereich stellt man fest, daß die Zusammenarbeit zwischen
Pflegenden und den anderen Berufsgruppen sehr eng ist, so daß
man von einer interprofessionellen Zusammenarbeit sprechen
muß.

Die Arbeitsabläufe bedingen sich gegenseitig im Sinne eines
Netzwerkes. Man kann an keiner Stelle des Netzes etwas verändern, ohne daß dies zu Auswirkungen an einer anderen Stelle
führt. So wird die von internistischen Ärzten neu festgesetzte
Zeit ihrer Röntgenbesprechung mit einer daraus resultierenden
später beginnenden Visite dazu führen, daß die Pflegende die
Visite nicht mehr rechtzeitig bis zur Übergabe an den Spätdienst
ausarbeiten kann. Durch die Einführung von Bezugspflege ist es
andererseits möglich, daß der Arzt seinen Verpflichtungen nicht
mehr nachkommen kann, weil die Visitenzeit sich verlängern
kann. Sobald er mit einer Pflegenden deren Patienten visitiert
hat, muß er mit der nächsten zuständigen Pflegenden zur Visite
gehen. Diese wird aber nicht immer sofort bereitstehen können.
Zusätzlicher Zeitaufwand entsteht durch das Vorbesprechen der
Visite, in der eine Abstimmung der ärztlichen und pflegerischen
Prioritäten erfolgt. So kann es ein pflegerisches Anliegen an den
Arzt sein, bei Frau G. ein geplantes diagnostisches Vorgehen
und die möglichen Konsequenzen ausführlicher zu besprechen,
da die Patientin mit Rücksicht auf ihre schwerkranke Bettnach-
barin und den Zeitplan des Arztes sich bisher nicht getraut hat,
selbst nachzufragen.

Eine solche Visitengestaltung kann im Endeffekt zu Verzöge-
rungen dergestalt führen, daß der Arzt nicht mehr rechtzeitig
zur Röntgenbesprechung kommt.

Als Merkmal der Professionalisierung des Pflegeberufes ist
die gleiche Wertigkeit pflegerischer wie ärztlicher Anliegen zu

betrachten. Somit wird die Begegnung und das Zusammenwirken von Patient, Arzt und Pflegenden zum Kernelement der Visite:

- Der *Arzt* braucht die Schilderung des subjektiven Befindens des Patienten und den professionell-objektiven Bericht samt Beobachtungsergebnissen der Pflegenden, um Hinweise für Diagnostik und Therapie zu bekommen.
- Der *Patient* braucht Befunde, Prognosen und Antworten auf seine Fragen, um die Therapie und Pflege aktiv unterstützen und mitgestalten zu können.
- Die *Pflegende* muß neben der Einstellung des Patienten zu seiner Erkrankung auch dessen Reaktionen auf die ärztliche Beratung und Intervention erleben. Ebenso muß sie neben dem Therapieziel die aktuellen ärztlichen Beobachtungen und Befunde kennen.

Im Bezugspflegemodell spricht die Pflegende rechtzeitig alle Maßnahmen mit den jeweiligen Abteilungen ab. Das kann sie, weil sie den Tagesablauf ihrer Patienten genau kennt und sich vorher mit dem Arzt besprochen hat. Die Pflegende hat gelernt und geübt, im therapeutischen Sinne mit- und vorauszudenken. Das ergibt sich auch aus dem Pflegeprozeßmodell.

Es kann deutlich werden, daß eine jeweils andere Organisation erforderlich ist, wenn die Arztvisite nicht mehr funktional gestaltet und durch die „Visitenschwester" begleitet wird, sondern wenn sie durch mehrere Bezugspflegende mitgestaltet wird, weil diese für jeweils nur einen Teil der Patienten zuständig sind und damit über die notwendigen Informationen verfügen.

Wir alle wissen, wie unter dem Druck von Verweildauerverkürzungen der Patienten im Krankenhaus die diagnostischen und therapeutischen Leistungen in einen immer kürzer werdenden Zeitraum „gepackt" werden müssen.

Da die Mitarbeiterinnen der anderen Abteilungen naturgemäß nicht wissen können, welche weiteren Aktivitäten für den Patienten noch vorgesehen sind, plant jede üblicherweise so, als sei die in ihrer Abteilung durchzuführende Untersuchung oder Therapie die einzige, die der Patient erhält. Schauen wir uns dies anhand eines Praxisbeispieles an:

Episode XII:

> Ein körperlich geschwächter Patient sitzt nach dem morgendlichen Waschen am Frühstückstisch. Nachdem er mit dem Frühstück begonnen hat, ruft eine Mitarbeiterin aus der Röntgenabteilung den Patienten telefonisch zu einer Verlaufskontrolluntersuchung ab. Da jedoch für den späten Vormittag noch eine für die Diagnosefindung wichtige Computertomographieuntersuchung vorgesehen ist, besteht die Bezugspflegende darauf, daß die Röntgenuntersuchung erst am nächsten Tag durchgeführt wird. Je nach Arbeitsanfall oder momentaner Stimmung wird das Anliegen der Pflegenden auf Unverständnis stoßen oder sogar zur beiderseitigen Verärgerung führen. Denn die Verschiebung der Untersuchung wird das Arbeitsprogramm der medizinisch-technischen Assistentin durcheinanderbringen, und außerdem hat es einen Zeitverlust – durch das Telefonat – zur Folge. Geschehen solche Verschiebungen häufiger, so wird die Organisation innerhalb der Röntgenabteilung empfindlich gestört, und es können Leerlauf bzw. überflüssige Überstunden entstehen.

Um eine effektive Auslastung der Röntgenabteilung zu gewährleisten, müßte der Patient, nachdem er abgerufen wurde, immer unverzüglich zu den Untersuchungen gebracht werden. Dies würde zwar der Wirtschaftlichkeitsverpflichtung des Krankenhauses Rechnung tragen, jedoch zu oft seinem humanitären Anspruch widersprechen. Die Lösung liegt darin, eine Organisationsform zu finden, die sowohl der Effektivität als auch dem humanitären Ziel gerecht wird.

Beispiele aus ihrem Arbeitsalltag kennt sicherlich jede Pflegende, wenn die Patienten in den ersten Tagen ihres Aufenthaltes bis zum Rande der Erschöpfung Diagnostik und Therapie ausgesetzt sind, während in den folgenden Tagen nicht selten ein „Loch" eintritt. Sinnvollerweise muß die Pflegende das Maß und die Reihenfolge von Diagnostik und Therapie für den Patienten festlegen. Sie weiß durch ihre kontinuierliche Präsenz am besten, wie der Patient sich fühlt, was für ihn wichtig ist und was er an Diagnostik und Therapie verkraften kann. Das kann aber nur gelingen, wenn sie den Patienten „ganz" kennt: aus dem Aufnahmegespräch, indem sie selbst Pflegehandlungen an ihm durchführt und durch das verantwortliche Führen der Pflegedokumentation. Der daraus resultierende Arbeitsumfang beschränkt die Zahl der Patienten, für die eine Pflegende in diesem Sinne „ganzheitlich" tätig werden kann.

Schlußfolgerungen

Wir haben aufgezeigt, wie der informative Gewinn und der organisatorische Preis des ärztlichen Bereiches für die Bezugspflege aussieht. Weiterhin haben wir die Auswirkungen von Veränderungen in der Pflegeorganisation auf die Funktionsabteilungen beschrieben. Sie äußern sich darin, daß statt einseitiger „Bestellung" der Patienten, nunmehr Termin*absprachen* erfolgen. Wenn man anerkennt, daß die Pflege sinnvollerweise der Taktgeber für die Aktivitäten der Patienten ist, muß die Steuerung dieser Aktivitäten – Diagnostik und Therapie – auch von der Station aus erfolgen (Abb. 17, S. 153). Konkret heißt das, daß die Tagesgestaltung der Patienten auf der Station – als ihrer „Heimat" im Krankenhaus – im Zentrum der Arbeitsorganisation Krankenhaus steht. Die anderen Abteilungen müssen sich – im Sinne von „unterstützenden Diensten" – darum herum gruppieren und ihre Abläufe auf das zentrale Geschehen ausrichten. Der Organisationsaufbau kehrt sich somit um, denn die Funktions- und Therapieabteilungen bestimmen nicht mehr den Tagesablauf des Patienten.

Nach unseren Ausführungen und unseren Erfahrungen in der Praxis lautet die Antwort auf unsere Eingangsfrage, daß eine isolierte Einführung der Bezugspflege ohne begleitende organisatorische Anpassungen problematisch ist. Wie wir aufzeigen konnten, stößt die Bezugspflege durch die herkömmliche Krankenhausorganisation an Grenzen, zu deren Überwindung es der Unterstützung und Kooperationsbereitschaft der anderen

Mitarbeiter bedarf. Eine gut und professionell organisierte Bezugspflege gewinnt die Mitarbeiter der anderen Berufsgruppen für dieses Pflegekonzept. Das deshalb, weil diese kompetente und zuständige Pflegende benötigen, um ihre eigene Arbeit gut gestalten zu können.

So wie in der nahen Zukunft die ökonomischen Zwänge zunehmen, werden die Abläufe im Krankenhaus noch rationeller gestaltet werden müssen. Um dieses Ziel zu erreichen, besteht die Gefahr, daß der Krankenhausbetrieb zur „Diagnostik-und-Therapie-Maschine" zu werden droht, die hervorragend funktionierend das humanitäre Ziel des Krankenhauses unter ihren „Rädern" deformiert.

Die Pflege, bei der alle Fäden für einen Patienten zusammenlaufen, kann – wie wir aufgezeigt haben – einen Ausgleich herstellen zwischen den divergierenden Tendenzen, die diese Ziele hervorrufen. Die Pflege kann den Aufenthalt des Patienten human und für ihn aushaltbar gestalten und dennoch für effektive Abläufe sorgen.

Diese Aufgabe kann die Pflege in ihren bisherigen Organisationsformen jedoch nicht erfüllen. In der Funktionspflege ist eine Stationsschwester, bei der alle Informationen von 30 Patienten zusammenlaufen, damit überfordert. In der Gruppen- oder Bereichspflege fehlt die zeitliche Kontinuität und die Letztverantwortung für den Pflegeverlauf.

Die Bezugspflege bietet durch die persönliche Verantwortung für den Pflegeverlauf der Patienten die Basis für diese neue Krankenhausorganisation. Diese Funktion kann sie aber nur erfüllen, wenn sie die Ebene des ausschließlichen Erfahrungswissens verläßt und vermehrt Ergebnisse der Pflegeforschung in ihre Arbeit integriert und überprüft und Anregungen für weitere Forschung gibt.

So kann die Pflege ihre Stellung als eigenständiger Beruf ausbauen.

Literatur

Eichhorn S (1975) Krankenhausbetriebslehre, 2. Aufl. Kohlhammer, Stuttgart

Elkeles T (1988) Arbeitsorganisation in der Krankenpflege – Zur Kritik der Funktionspflege. Pahl-Rugenstein, Köln

Elpern EH (1977) „Structural and organizational supports for primary nursing". Nurs Clin North Am 12/2:205–220

Fromm E (1979) Die Kunst des Liebens. Ullstein, Ulm

Güntert B, Orendl B, Weyermann U (1989) Die Arbeitssituation des Pflegepersonals – Strategien zur Verbesserung. Huber, Bern

Heine R et al. (o.J.) Praxisintegrierte Studie zur Darstellung der Frühwirkungen von Ingwer als äußere Anwendung. Selbstverlag Filderklinik, Internistische Abteilung, Pflegegruppe 3.4, Filderstadt-Bonlanden

Hofer M (1987) Patientenbezogene Krankenhausorganisation. Springer, Berlin Heidelberg New York Tokyo

Hoffmeister (nach Grimms Wörterbuch: Stichwort „Verantwortung")

Jonas H (1979) Das Prinzip Verantwortung. Insel, Frankfurt am Main

Juchli L (1991) Krankenpflege, 6. Aufl. Thieme, Stuttgart

Krohwinkel M (Hrsg) (1992) Der pflegerische Beitrag zur Gesundheit in Forschung und Praxis. Nomos, Baden-Baden

Mann L (1984) Sozialpsychologie, 7. Aufl. Beltz, Weinheim

Manthey M (1980) The practice of primary nursing. Blackwell, Boston

Maslow AH (1989) Motivation und Persönlichkeit. Rowohlt, Reinbeck

Neander KD et al. (1992/1993) Belastungen des Pflegepersonals. Pflege 5/3:225–234 und 6/1:65–74

Nightingale F (1876) Notes on nursing for the labouring classes. New edn, London. (dtsch.: Dr. P. Niemeier: Rathgeber für Gesundheits- und Krankenpflege, Brockhaus, Leipzig 1878, 2. Aufl. Nachdruck des Bundesausschusses der Unterrichtsschwestern und -pfleger der Länder, Mainz 1980)

Peplau H (1988) Interpersonal relations in nursing. Macmillan New York/NY (Nachdruck der Ausgabe von 1952)

Pittius G (1992) Primary Nursing. Krankenpflege 46/2:79

Saint-Exupéry, Antoine de (1951) Der kleine Prinz. Rauch, Bad Salzig

Schwandner G (1991) Vorschläge für ein neues Verhältnis zwischen pflegerischem und ärztlichem Dienst. Dtsch Krankenpflege Z 5:358–362

Sowinski C (1991) Stellenwert der Ekelgefühle im Erleben des Pflege personals. Pflege 4/3:178–187

Steffen-Bürgi B (1991) Offizielle und inoffizielle Inhalte der Pflege. Pflege 4/1:45–53

Steppe H (1990) Pflegemodelle in der Praxis. Schwester/Pfleger 9:768–773

Winter v. Lersner C (1990) Psychiatrische Krankenpflege. Schwester/ Pfleger 6:510–516

Sachverzeichnis